ALIÉNATION MENTALE.

IMPRIMÉ CHEZ PAUL RENOUARD,
RUE GARENCIÈRE, N° 5.

ALIÉNATION MENTALE.

DES ILLUSIONS
CHEZ LES ALIÉNÉS.

QUESTION MÉDICO-LÉGALE
SUR
L'ISOLEMENT DES ALIÉNÉS ;

PAR M. ESQUIROL.

PARIS.
LIBRAIRIE MÉDICALE DE CROCHARD,
RUE ET PLACE DE L'ÉCOLE-DE-MÉDECINE, N° 13.

1832.

[illegible]

[illegible]

[illegible]

[illegible]

[illegible]

[illegible]

[illegible]

[illegible]

DES ILLUSIONS

CHEZ

LES ALIÉNÉS.

(MÉMOIRE LU A L'INSTITUT, LE 1er OCTOBRE 1832.)

DANS la séance du 16 juin 1817, M. Pinel fit à l'Académie des sciences, un rapport sur un mémoire que j'avais lu, dans une séance précédente. Ce mémoire avait pour titre : *Des hallucinations des aliénés*.

Les aliénés croient voir, entendre, sentir, goûter et toucher, tandis que les objets extérieurs ne sont point à la portée de leurs sens, et ne peuvent les impressionner. Ce symptôme est un phénomène intellectuel, les sens ne sont pour rien dans sa production, il a lieu, quoique les sens ne fonctionnent pas, et même quoiqu'ils n'existent plus. Ainsi, il est des sourds qui croient entendre, des aveugles qui croient voir, etc. Les anciens n'avaient observé ce symptôme que relativement aux souvenirs des sensations de la vue, et lui avaient donné le nom de *vision*. Mais l'analyse de la pensée des aliénés, car les aliénés pensent et raisonnent, m'a prouvé que le même phénomène se reproduit par l'action du cerveau réagissant sur des sensations anciennement perçues par les autres sens, aussi bien que par celui de la vue; ce qui m'a conduit à donner à ce phénomène, le nom générique d'hallucinations. Dans ce même mémoire, dans lequel je signalais un des phénomènes psychologiques les plus remarquables du délire, je rapportais des faits qui démontrent que les hallucinations seules caractérisent quelquefois, une variété de monomanie.

Je dois aujourd'hui entretenir l'Académie, des illusions, chez les aliénés.

Les anciens n'avaient point distingué les visions des illusions des sensations. Quelques modernes, adoptant la dénomination que j'ai proposée pour les visions, ont confondu les hallucinations avec les illusions, les distinguant néanmoins en hallucinations mentales (*visions*), et en hallucinations sensoriales (*illusions des sens*). Ces auteurs n'ont point suffisamment apprécié la différence essentielle qui existe entre ces deux ordres de phénomènes. Dans les hallucinations, tout se passe dans le cerveau : les visionnaires, les extatiques sont des hallucinés, ce sont des rêveurs tout éveillés. L'activité du cerveau est si énergique, que le visionnaire ou l'halluciné donne un corps et de l'actualité aux images que la mémoire reproduit, sans l'intervention des sens.

Dans les illusions, au contraire, la sensibilité

des extrémités nerveuses est excitée; les sens sont actifs, les impressions actuelles sollicitent la réaction du cerveau. Cette réaction étant sous l'influence des idées et des passions qui dominent les aliénés, ces malades se trompent sur la nature et sur la cause de leurs sensations actuelles.

Les illusions ne sont pas rares dans l'état de santé, mais la raison les dissipe. Une tour carrée vue de loin paraît ronde; si l'on s'approche, l'erreur est bientôt rectifiée. Lorsqu'on voyage dans les montagnes, l'on prend souvent les montagnes pour des nuages; l'attention ne tarde pas à corriger cette erreur. Pour celui qui est dans un bateau, le rivage paraît en mouvement; la réflexion détruit aussitôt cette illusion.

Les hypocondriaques ont des illusions qui naissent des sens internes. Ces malades se trompent, se font illusion sur l'intensité de leurs souffrances, sur le danger de perdre la vie; mais jamais ils n'attribuent leurs maux à des causes absurdes, contraires à la raison; ils ne déraisonnent pas, à moins que la lypémanie (*mélancolie*) ne complique l'hypocondrie. Alors seulement il y a délire et les hypocondriaques errent, se font illusion sur la nature et les causes de leur maladie et de ses symptômes.

Les illusions, si fréquentes chez les aliénés, trompent ces malades sur les qualités, les rapports et les causes des impressions actuellement reçues, et leur font porter des jugemens faux sur leurs sensations internes et externes; la raison ne rectifie pas l'erreur.

Deux conditions sont nécessaires pour la perception d'une sensation. L'intégrité de l'organe qui reçoit l'impression, et l'intégrité de l'instrument qui réagit sur cette même impression.

Les illusions des sens reconnaissent aussi deux causes : l'état anormal des sens, et l'état anormal du cerveau.

Si la sensibilité et l'activité des organes sont troublées, il est évident que l'impression faite sur les sens par les objets extérieurs est modifiée ; et si, en même temps le cerveau est dans un état pathologique, il ne peut rectifier l'erreur des sens. De là les illusions.

Si l'attention trop mobile des maniaques ne peut s'arrêter assez long-temps sur les objets extérieurs, la perception est incomplète, et les maniaques perçoivent mal les qualités et les rapports des objets qui les impressionnent. Dans la monomanie, au contraire, l'attention étant trop concentrée, ne peut se porter successivement sur les objets extérieurs et étrangers aux préoccupations intellectuelles ou aux affections, qui dominent le monomaniaque. De là des illusions que la raison ne détruit pas.

Les passions, source de tant d'illusions chez l'homme sain d'esprit, modifiant aussi les impressions des aliénés, donnant une direction vicieuse à la réaction de leur cerveau, les passions sont la cause de mille illusions chez ces malades.

L'intelligence et les passions concourent donc avec les sens, aux illusions des aliénés, mais les extrémités sentantes sont, pour ainsi dire, les provocateurs de ces illusions.

Voyons maintenant ce que disent les faits. Ils nous apprennent que les illusions naissent des sensations internes et des sensations externes.

§ I.

Les perturbations de la sensibilité organique, les sensations internes provoquent souvent les illusions des aliénés.

La peau de quelques aliénés est sèche, aride, terreuse, brûlante et fait mal ses fonctions. Ces malades sont indifférens aux températures les plus extrêmes. M. Pinel parle d'un maniaque qui ramassait de la neige à pleines mains, et en frottait sa poitrine avec délices.

1re *Observation.* La fameuse Térouane de Méricourt a vécu pendant dix ans à la Salpêtrière, dans un état de manie. Elle jetait, matin et soir, dans son lit, deux seaux d'eau et se couchait ensuite. Je l'ai vue briser la glace des fontaines, pour se procurer de l'eau. Quelques autres aliénés ressentent une telle irritation de la peau, qu'ils croient être frappés et meurtris par le plus léger contact; qu'ils se persuadent qu'on leur jette, sur la peau, des substances ou des poisons qui les brûlent, qui les déchirent, etc. Nous avons à Charenton une aliénée qui pousse les haut-cris dès qu'on la touche du bout du doigt seulement: *Vous me faites du mal! Ne me frappez pas, ne me frappez pas!* s'écrie-t-elle.

2e *Observation.* — Un officier d'ordonnance, âgé de vingt-sept ans, d'un tempérament sanguin, d'une force et d'une taille athlétiques, fut pris de fièvre intermittente, pendant la campagne de Prusse. On lui fit avaler un grand verre d'eau-de-vie, dans laquelle on avait fait infuser la poudre de deux cartouches. M. *** devint aussitôt maniaque; il déchirait tout ce qui tombait sous ses mains, linge, vêtement, literie; force avait été de le laisser coucher sur la paille. Se sentant piqué, M... disposait la paille en rond, laissant au centre un espace vide, dans lequel il se plaçait; il agitait sa tête dans toutes les directions, soufflant sans cesse sur la paille qui l'entourait, et poussant de temps en temps des cris, comme pour repousser des objets menaçans. Ce symptôme persista nuit et jour, pendant plus de trois semaines. L'on sut alors que le malade prenait chaque brin de paille, pour autant de becs d'oiseaux de proie qui l'avaient blessé. Il soufflait dessus, et poussait des cris pour épouvanter et éloigner ces animaux malfaisans. Plus tard, ce même malade eut des illusions nouvelles. A peine était-il couché, qu'il détruisait toutes les pièces de son lit et passait par poignées, la paille de sa paillasse, au travers de la croisée de sa chambre, fermée par des persiennes, et parlait de temps en temps, comme s'il se fût adressé à des chevaux. Le bruit des personnes qu'il entendait marcher, était pris, par ce malade, pour les pas de ses chevaux qui venaient à la croisée comme à un ratelier. Le soin qu'on prenait d'enlever la paille au fur et à mesure qu'il la jetait, entretenait son illusion.

Les douleurs que les aliénés éprouvent dans les différentes régions du corps, sont pour eux autant de causes d'illusions.

3e *Observation.* — Mademoiselle...... âgée de dix-huit ans, jouissait d'une bonne santé, quoique encore mal réglée. Elle éprouva à la suite des évènemens de 1815 une douleur fixe au sommet de la tête. Bientôt elle se persuada qu'elle avait, dans le crâne, un ver qui dévorait son cerveau. La vue du cuivre la faisait presque défaillir, et ses parens avaient été obligés de faire enlever toutes les dorures des appartemens. Elle ne consentait à se promener qu'avec la plus grande répugnance, parce que la poussière soulevée par les promeneurs, lui paraissait chargée d'oxide de cuivre. Rien n'eût pu la décider à toucher à un flambeau doré ni à un robinet de fontaine. Plusieurs mois de traitement ayant été inutiles, je fus appelé auprès de la malade. Elle était maigre, un peu décolorée, très irritable, elle se refusait quelquefois à manger, dormait mal et avait de la constipation; elle parlait de ses répugnances, tantôt avec vivacité, tantôt avec larmes. Je m'efforçai de gagner la confiance de la jeune malade, je flattai d'abord ses idées, et je l'assurai que je détruirais le ver, cause de ses maux, si elle avait le courage de se laisser faire une opération peu douloureuse. J'avais si bien réussi à persuader cette jeune personne, qu'après une de mes visites, elle se fit avec un canif, une incision au cuir chevelu. A peine vit-elle son sang couler, qu'elle se trouva mal. Je fus aussitôt prévenu; je me rendis auprès de la malade, elle avait recouvré la connaissance et était très décidée à laisser faire l'opération dont je l'entretenais depuis quelque temps. Son courage soutint celui de ses parens qui consentirent à l'emploi du moyen que j'avais proposé. M. Bigot, médecin ordinaire de la famille, fit une incision cruciale, de plus de deux pouces d'étendue, sur le point douloureux; on laissa couler le sang. Nous montrâmes à la malade un fragment de fibrine que nous assurâmes, M. Bigot et moi, être l'insecte qui la faisait souffrir depuis si long-temps. Un cautère fut établi au centre de l'incision et maintenu pendant trois mois; la douleur fixe, les illusions et les craintes du *vert-de-gris* disparurent en même temps.

4ᵉ *Observation.* — Quelques années plus tard, pendant que je faisais, à la Salpétrière, mes leçons cliniques sur les maladies mentales, un cas semblable se présenta, chez une femme de la campagne, entrée dans la division des aliénées. Cette femme se plaignait de douleurs fixes et très aiguës au sommet de la tête, douleurs qu'elle attribuait à un animal qui était dans sa tête; ce qui l'avait jetée dans la lypémanie avec penchant au suicide. Je pratiquai une incision cruciale, sur le point douloureux; j'eus soin de montrer à la malade un fragment de lombric de terre, l'assurant que c'était la cause de ses maux. Après l'opération, cette femme montra à ses compagnes l'animal dont on l'avait délivrée, exprimant sa joie d'être guérie. Mais trente-six heures après, les compagnes de cette malheureuse se moquèrent d'elle, lui disant que je m'étais joué de sa crédulité : elle arracha aussitôt le cautère qui avait été établi; les douleurs anciennes se réveillèrent, et avec elles les illusions.

5e *Observation.*—Un général de division, âgé de cinquante et quelques années, avait contracté des rhumatismes pendant la guerre, et fut pris de manie avec fureur, à la suite d'une affection morale. Ses dents étaient mauvaises, il en souffrait souvent, il accusait le soleil d'être la cause des maux qu'il éprouvait, et lorsque ses douleurs étaient trop vives, ce général poussait des cris affreux, adressait des injures au soleil et le menaçait d'aller l'exterminer avec sa brave division. Quelquefois les douleurs se portaient sur un genou;

alors le malade saisissait avec une main la parti douloureuse et avec l'autre main fermée il frappait, à grands coups, son genou, en répétant : — *Ah scélérat, tu ne t'en iras pas! ah scélérat!..* Il croyait avoir un voleur dans ce genou.

6° *Observation.* — Une dame âgée de trente ans, d'une forte constitution, devenue hypocondriaque, après de profonds chagrins qui lui avaient fait perdre le sommeil, se persuada que son cerveau était pétrifié. Plus tard, ayant senti battre les artères temporales, lorsqu'elle était couchée sur le côté droit, elle crut que son cerveau était liquéfié et qu'il coulait comme un torrent. Cette illusion était d'autant plus singulière que cette dame savait très bien qu'une semblable désorganisation du cerveau est impossible.

Les douleurs gastriques, intestinales, les borborygmes, le trouble des évacuations alvines, sont autant de symptômes sur lesquels les aliénés se font souvent illusion, portant des jugemens aussi faux que divers sur la nature et les causes de ces symptômes. Les faits, à cet égard, sont très nombreux et se retrouvent dans tous les auteurs.

7° *Observation.* — Ambroise Paré raconte qu'il guérit un hypocondriaque qui croyait avoir des grenouilles dans l'estomac, en lui faisant prendre un purgatif et en introduisant furtivement, de petites grenouilles, dans le vase qui devait recevoir les matières rejetées.

J'ai fait à la Salpêtrière l'ouverture du corps d'une femme lypémaniaque, laquelle disait avoir un animal dans l'estomac. Elle avait un cancer de ce viscère.

8e *Observation.* — Il y a dans la division des aliénées de la Salpêtrière, une femme qui, depuis un grand nombre d'années, éprouve des douleurs abdominales. Elle assure qu'elle a, dans le ventre, tout un régiment; lorsque les douleurs s'exaspèrent, elle s'irrite, crie et répète qu'elle sent les coups que se portent les militaires en se battant et qu'ils la blessent avec leurs armes.

9e *Observation.* — Une femme âgée, de cinquante-sept ans environ, d'une constitution forte et d'un tempérament sanguin, avait été portière dans le cloître Notre-Dame et était très dévote. Les évènemens de la révolution concoururent avec la cessation des règles, à la rendre maniaque. Elle fut conduite à la Salpêtrière, où elle a vécu un grand nombre d'années. Cette femme avait la taille petite, le cou gros et court, la tête forte et beaucoup d'embonpoint. Sa physionomie avait quelque chose de mystique. Habituellement calme, elle travaillait à la couture. On l'appelait dans l'hospice la *Mère de l'Eglise,* parce qu'elle parlait sans cesse de sujets religieux. Elle croyait avoir, dans son ventre, tous les personnages du Nouveau-Testament, quelquefois même ceux de la Bible. Elle me disait souvent: *Je n'y puis plus tenir, quand fera-t-on la paix de l'Église?* Si les douleurs s'exaspéraient, elle me répétait, avec un sang-froid imperturbable: *Aujourd'hui l'on fait le crucifiement de Jésus-Christ, j'entends les coups de marteau qu'on donne pour enfoncer les clous.* Elle croyait aussi que les papes tenaient concile dans son ventre. Rien n'avait pu dissiper des illusions aussi bizarres. A l'ouverture du cadavre de cette femme, je trouvai tous les intestins réunis, par une péritonite chronique, en une seule masse, adhérant très fortement entre eux par leur tunique péritonéale.

10ᵉ *Observation.* J'ai retrouvé la même altération, quoique l'adhérence fût moins forte et moins générale, chez une démonomaniaque, qui croyait avoir dans le ventre plusieurs diables qui la déchiraient et la portaient sans cesse à se détruire. Cette femme était dans un état de maigreur excessive; sa peau était devenue très brune, comme tannée, et privée de toute sensibilité. J'ai souvent traversé sa peau avec de grosses épingles, sans provoquer la moindre douleur. Cette insensibilité avait persuadé à cette lypémaniaque, que sa peau était changée en celle du diable.

Les irritations, les douleurs des organes de la génération sont pour les aliénés, et particulièrement pour les femmes, des causes fréquentes d'illusions; elles ont quelquefois porté les aliénés à se mutiler.

Les femmes monomaniaques érotiques éprouvent tous les phénomènes de l'union des sexes; elles se croient dans les bras d'un amant ou d'un ravisseur. Un démonomaniaque hystérique croyait que le diable, des serpens, des animaux s'introduisaient dans son corps, par les organes extérieurs de la reproduction. Les aliénées hystériques sont disposées à attribuer, et attribuent quelquefois à des ennemis, à des jaloux, les douleurs, les constrictions de la gorge qui les suffoquent.

Les douleurs vagues que les aliénés sentent dans les membres, donnent lieu aussi aux illusions les plus pénibles.

11ᵉ *Observation.* — Un étudiant en médecine, âgé de vingt ans, fut pris de manie, causée par la présence de vers dans les intestins. Il ressentait des douleurs atroces dans les différentes régions du corps : il lui semblait qu'on lui enfonçait des dards, particulièrement à la paume des mains et à la plante des pieds, ce qui lui faisait pousser des cris horribles, rechercher la solitude, l'obscurité et l'empêchait de marcher. Les douleurs intolérables et la manie cessèrent après l'expulsion des vers.

12ᵉ *Observation.* — Nous avons à Charenton un monomaniaque, âgé de trente ans, qui est persuadé que, toutes les nuits, on le conduit dans les souterrains de l'Opéra; là et même quelquefois dans sa chambre, on lui enfonce des couteaux, des poignards dans le dos, dans la poitrine; on lui enlève tantôt un bras, tantôt une cuisse; on lui coupe même la tête. Lorsqu'on fait observer à ce malheureux que sa tête est sur ses épaules, qu'il conserve ses membres, que son corps n'offre aucune plaie, ni aucune cicatrice, il répond alors: « *Ce sont des scélérats, des magnétiseurs, des francs-maçons, qui ont le secret de raccommoder les membres sans qu'il y paraisse* ». Si l'on insiste : « *Vous vous entendez,* réplique-t-il, *avec ces monstres, ces brigands. Tuez-moi, tuez-moi! Je ne peux résister aux souffrances qu'ils me font endurer, ni à leur cruauté* ». Le père de ce monomaniaque et son ancien patron sont regardés par lui, comme les chefs de tous les scélérats qui le martyrisent chaque nuit.

§ II.

Après les faits qui indiquent la part que les sensations intérieures prennent aux illusions, passons aux faits relatifs aux illusions qui naissent des sens externes.

Les perturbations de la sensibilité animale, les impressions qui viennent du dehors, les sensations externes sont, avons-nous dit, en commençant, des causes nombreuses d'illusions. Les illusions des sens externes ne sont pas rares chez l'homme en santé; elles sont fréquentes chez l'aliéné.

Le maniaque entend du bruit, il croit qu'on lui parle et il répond, comme si des questions lui avaient été adressées. Entend-il plusieurs personnes parler, il croit que ce sont des amis qui accourent pour le délivrer, ou des sujets qui viennent l'élever sur le pavois et le proclamer roi.

Le panophobe croit, au contraire, qu'on lui adresse des reproches ou des menaces : une phrase insignifiante, il la prend pour l'expression d'un complot tramé contre lui; il croit entendre des ennemis, des agens de police, des meurtriers se concerter pour l'arrêter, et le conduire à la prison ou à l'échafaud. Une porte s'ouvre-t-elle, il se croit perdu et prêt à devenir la proie de gens qui lui en veulent.

13e *Observation.* Un employé, âgé de trente-et-un an, avait perdu son emploi qui lui servait à nourrir sa famille, et était tombé dans l'infortune. Il se rendait à Paris; tout-à-coup il s'élance hors de la diligence et provoque ses compagnons de voyage qui ont, dit-il, tenu des propos contre lui et applaudi à sa destitution. Tous les voyageurs, au reste, lui étaient inconnus. Arrivé à Paris, M... se loge rue de Bourgogne, mais il n'ose sortir de chez lui, voyant, dans toutes les personnes qu'il rencontre, des espions et des agens de police prêts à l'arrêter. Ce jeune homme d'ailleurs était très calme et très raisonnable, sur tout autre sujet. Un jour, il entend les pas de plusieurs personnes qui montent l'escalier de la maison qu'il habite. Convaincu que ces personnes viennent l'arrêter, il se saisit d'un de ses rasoirs, et se fait au cou plusieurs blessures peu profondes. Sa sœur qui était dans la chambre, se précipite sur son frère ; celui-ci rejette le rasoir, mais il veut se précipiter par la croisée, en entraînant sa sœur avec lui. Les voisins accourent, on place le malade dans son lit. Une heure après, il m'avoue qu'il n'a cherché à se tuer, que pour se soustraire à l'arrestation et à l'infamie de l'échafaud.

14° *Observation.* Un général de division, âgé de quarante-six ans, d'un tempérament nerveux, se marie, et passe d'une vie très active à une vie douce, agréable, inoccupée. Un an après, il devient jaloux, la jalousie augmente, et bientôt les personnes qu'il reçoit chez lui, même ses meilleurs amis, sont des séducteurs de sa femme, plusieurs fois il a voulu se battre avec eux, et les a poursuivis dans son château, le sabre à la main. Après plusieurs mois, le malade est conduit à Paris; ses inquiétudes s'accroissent, les cris des marchands qui courent les rues, sont autant d'injures qui lui sont adressées; M. N... parcourt quelques-uns des logemens de l'hôtel qu'il habite, pour y demander raison à ses prétendus rivaux; enfin, n'y tenant plus, il veut en finir, et exige d'un de ses camarades que celui-ci lui donne du poison, il met ordre à ses affaires, et après avoir fait son testament, il avale avec transport, une potion insignifiante que lui présente son ami. Après quelques heures, M. N... ne sentant point les effets du poison, devient furieux contre son ami, qui l'a trompé, trahi, joué. Le général est confié à mes soins. Peu de jours après, nous allons nous promener à Saint-Cloud, pendant la promenade, le malade m'arrête plusieurs fois, au milieu d'une conversation très suivie. Entendez-vous, me dit-il, entendez-vous comme ils répètent, *lâche*, *jaune*, etc. Cette illusion était produite par le bruissement des feuilles, et le sifflement des branches des arbres agitées par le vent, qui paraissaient au malade, des sons bien articulés; cette illusion que je croyais avoir combattue, avec succès chaque fois, se renouvelait, aussitôt que levent agitait de nouveau les arbres.

15e *Observation.* — J'ai donné des soins à une dame que le bruit le plus léger jetait dans la terreur, surtout pendant l'obscurité de la nuit. Les pas d'une personne marchant très doucement la faisaient frémir. Le vent la faisait trembler. Le bruit qu'elle faisait elle-même dans son lit l'effrayait, l'obligeait à se lever et à jeter des cris de terreur. J'ai rendu le sommeil à cette panophobe en conservant de la lumière dans sa chambre, et en faisant demeurer, auprès d'elle, une femme qui la veillait toute la nuit.

La vue est le sens qui provoque le plus d'illusions dans l'état de santé, parce que ce sens est plus souvent que les autres, en rapport avec les objets extérieurs. Les illusions de la vue sont très fréquentes aussi chez les aliénés; elles donnent lieu à des ressemblances qui provoquent la fureur, et elles augmentent presque toujours le délire. Ainsi, l'un voit, dans un parent, ou un ami, un inconnu, ou un ennemi dont il a eu autrefois à se plaindre.

16e *Observation.*—Un jeune marié était en fureur dès qu'il voyait une femme au bras d'un homme, convaincu que c'était sa propre femme. Je l'avais conduit au spectacle, au commencement de sa convalescence, dès qu'il entrait dans la salle une dame accompagnée d'un monsieur, il s'animait et répétait plusieurs fois avec vivacité : *c'est elle, c'est elle.* Il faillit éclater. Force fut de nous retirer.

17e *Observation.* — Une dame âgée de vingt-trois ans, atteinte de manie hystérique, restait constamment aux croisées de son appartement : c'était pendant l'été. Lorsqu'elle apercevait un beau nuage isolé dans l'air, elle appelait à grands cris : *Garnerin, Garnerin, viens me chercher*, et répétait la même invitation jusqu'à ce que le nuage eût disparu. Elle prenait les nuages pour des ballons montés par Garnerin.

Un officier de cavalerie voyant des nuages, les prenait pour un corps d'armée que Bonaparte conduisait pour faire une descente en Angleterre.

Souvent les aliénés ramassent des pierres, des fragmens de verre qu'ils croient être ou des pierres précieuses ou des diamans, ou des objets d'histoire naturelle, qu'ils conservent avec le plus grand soin.

18e *Observation.*— Nous avons à Charenton, un ancien professeur qui conserve dans sa cheminée une quantité énorme de petites pierres auxquelles il attribue une grande valeur : il les distribue comme des récompenses d'un grand prix; il s'irrite et se fâche, lorsqu'on les lui enlève. Il croit que ce sont des caractères d'imprimerie dont il ne veut point se défaire. Un autre aliéné ramasse des pierres, des colimaçons, des débris de verre, de poterie, pour en faire, dit-il, une riche collection d'histoire naturelle. Il accuse d'ignorance ceux qui ne croient pas à la beauté et à la rareté de ses échantillons.

19ᵉ *Observation.* — Madame de C. arrivant à son temps critique fut prise de monomanie hystérique; après quelques années, son délire changea de caractère. Madame ..... faisait des vers, des comédies qu'elle voulait soumettre au jugement des académies et qu'elle faisait lire, s'applaudissant des beautés de ses compositions. Dans les six dernières années de sa vie, elle n'écrivait plus, mais elle ramassait des cailloux, en remplissait ses meubles; de temps en temps, elle me confiait un ou plusieurs de ces cailloux, me vantait leur grosseur et leur prix, me recommandait de les faire remettre au roi, afin de rétablir les finances de l'état.

Les effets de la lumière réfléchie sur les parois des appartemens qu'habitent les aliénés, ou modifiée par les objets d'ameublement, sont encore des occasions fréquentes d'illusion.

20ᵉ *Observation.* — Un M. *** attaqué de lypémanie-hypocondriaque, frappait continuellement, avec sa canne, sur les meubles de son appartement et même d'un salon où il y avait plusieurs personnes; et plus il marchait vite, plus il frappait ; j'ai fini par savoir que l'ombre projetée sur le parquet par les meubles, était prise pour des rats. L'ombre produite par le malade passant entre les meubles et la lumière, lui faisait croire que les rats étaient en grand nombre, et alors il frappait pour les effrayer; plus il marchait vite, plus les jeux de la lumière étaient rapides, plus le malade croyait que le nombre de rats avait augmenté.

21e *Observation.* — J'ai donné des soins à une jeune dame qui s'était occupée beaucoup d'art et de littérature : son imagination était très active. Cette dame était maniaque, elle passait la nuit dans l'insomnie, ravie des beaux tableaux qu'elle voyait dessinés sur les rideaux de son lit et de ses croisées. Elle exprimait tout haut sa joie et son ravissement. Je suis parvenu à lui rendre le sommeil, en la privant de lumière, pendant la nuit.

22e *Observation.*—Je donnais des soins à un monomaniaque qui mangeait ordinairement avec voracité. Depuis la belle saison, il prenait ses repas en plein air, les personnes qui le servaient s'aperçurent qu'il ne buvait pas, pendant le dîner. Lorsque son domestique le pressait de boire, le malade s'impatientait et répétait avec aigreur : *Veux-tu que j'avale mon frère?* Averti de cet incident, je me rends auprès du malade, à l'heure de son dîner, je ne peux vaincre son refus de boire, mais je vois mon image réfléchie sur la bouteille qui était sur sa table. Je déplaçai aussitôt cette bouteille, le malade but quelques instans après, dès qu'il ne vit plus sa propre image réfléchie par le verre, ce qui lui faisait croire que son frère était renfermé dans la bouteille.

23e *Observation.*—Une jeune dame atteinte d'un second accès de manie, refusait très souvent les alimens qui lui étaient servis. Lui en demandant la raison, elle me répondit que ses alimens étaient quelquefois hérissés d'aiguilles et d'épingles.

Les aliénés ne peuvent souvent ni lire ni écrire; il ne faut pas toujours en accuser l'impuissance du cerveau, et l'affaiblissement de la raison. Il arrive à quelques-uns de ces malades que lorsqu'ils lisent ou écrivent, les lettres chevauchent les unes sur les autres; ou bien qu'elles se meuvent, comme si elles s'élançaient du papier. Ce qui évidemment les empêche de lire ou d'écrire.

Mais ces illusions de la vue sont-elles bien le résultat de l'action anormale des yeux, action que ne rectifie pas la réaction cérébrale? Les deux faits suivans répondent suffisamment à cette question.

24e *Observation.*—Reil rapporte qu'une dame aliénée avait des accès d'agitation et même de fureur: la femme de chambre de cette dame, voulant un jour contenir la malade, posa les mains sur ses yeux. Aussitôt la malade revenue à elle, fut parfaitement calme, en disant qu'elle ne voyait plus rien. Le médecin, instruit de ce phénomène, le constata lui-même, et acquit la conviction que l'agitation de cette malade était produite par le trouble de la vue qui lui représentait des objets effrayans.

25° *Observation.*—J'ai donné des soins à un jeune militaire allié à la famille de Bonaparte. Après beaucoup d'écarts de régime et des mécomptes de fortune, M... devint maniaque, et fut confié à mes soins. Il voyait, dans toutes les personnes qui l'entouraient, des membres de la famille impériale; il s'irritait et s'emportait dès qu'il voyait les domestiques remplir quelque devoir servile; il se prosternait aux pieds de l'un d'eux qu'il prenait pour l'empereur ; il demandait grâce et protection. Je m'avisai un jour, de lui bander les yeux avec un mouchoir. Dès ce moment le malade fut calme et tranquille et parla raisonnablement lui-même de ses illusions. J'ai répété plusieurs fois la même expérience, avec le même succès. Une fois entre autres, j'ai conservé pendant douze heures, le bandeau sur les yeux du malade qui n'a point déraisonné pendant tout ce temps; mais aussitôt qu'il put voir, le délire recommença.

L'odorat comme les autres sens, trompe les aliénés. Ces malades sont très défians, et refusent les alimens parce qu'ils les trouvent d'une odeur désagréable; aussi la plupart flairent-ils les alimens solides ou les boissons qu'on leur offre, avant d'y goûter, et ils les repoussent quelquefois avec fureur, croyant sentir la présence du poison.

Plusieurs aliénés sentant des gaz répandus dans l'air, les croient malfaisans et propres à les empoisonner.

26e *Observation.* — Un de nos malades, qui a par moment de la dyspnée, me répète souvent : *Je ne sais pas ce qu'il y a dans l'air, mais je ne peux respirer. Il contient du méphitisme qui m'ôte la respiration ; je maigris horriblement, et j'en mourrai.*

J'ai vu des aliénés très agités, très inquiets, calmés par des odeurs agréables répandues dans leur appartement.

Presque toujours au début et quelquefois dans le cours des maladies mentales, les fonctions digestives sont primitivement ou secondairement troublées, les aliénés trouvent un mauvais goût à tous les alimens qu'on leur présente, d'où ils concluent que ces alimens sont empoisonnés ; ils les rejettent avec fureur ou avec effroi. Ce phénomène provoque encore, chez ces malades, l'aversion pour les personnes qui les soignent, et cette aversion est d'autant plus énergique, que ces personnes leur étaient plus chères et plus dévouées : qu'y a-t-il de plus affreux que la crainte d'être empoisonné par ceux qu'on aime ?

Cette crainte et la répulsion des alimens cessent

après peu de jours, soit par la diète, soit après des évacuations, lorsque l'embarras gastrique ou l'irritation de l'estomac sont dissipés. Ce symptôme si inquiétant pour ceux qui n'ont pas l'habitude d'observer les aliénés, n'a rien de grave. Il n'est point alarmant comme le refus obstiné de quelques monomaniaques qui ne mangent point, soit pour obéir à une idée fixe qui les domine, telle qu'une expiation, la crainte de manquer à un précepte religieux ou à l'honneur, soit pour terminer leur existence. Le refus de se nourrir, chez ces derniers malades, doit être combattu par tous les moyens possibles, afin de triompher d'une résolution qui menace la vie, tandis qu'il faut livrer à eux-mêmes les aliénés qui repoussent les alimens, parce que leur odorat et leur goût sont pervertis, par le mauvais état des organes digestifs.

Il arrive aussi que la sécheresse et l'aridité de la membrane muqueuse de la langue et de la bouche, persuade à quelques aliénés qu'on mêle de la terre dans leur alimens, qu'on veut leur faire manger de la viande gâtée, tandis que dans d'autres cas, particulièrement dans la démence, le goût étant détruit, ces malades mangent les substances les plus dégoûtantes et les plus fétides.

Le tact, appelé si souvent par la raison, pour dissiper les erreurs des autres sens, trompe quelquefois les aliénés. J'ai déjà cité plusieurs faits qui démontrent que la perversion de la sensibilité de la peau, cause de nombreuses illusions sur les qualités des corps ambians ou mis en contact avec l'organe cutané.

Les membres des aliénés, sont quelquefois tremblans : les extrémités de leurs doigts ont perdu la sensibilité normale. L'attention ne dirige plus l'application des organes du toucher. De là naissent des illusions sur les impressions tactiles des corps. Ces malades sont maladroits, saisissent mal, et ne retiennent pas ce qu'ils prennent. Ils cassent ou laissent tomber les objets qu'ils ont saisis. Ils jugent mal de la forme, de l'étendue, de la solidité, de la pesanteur des corps. L'état pathologique du cerveau ne permettant point de rectifier ces illusions.

27° *Observation.* — Une dame très affaiblie par une couche et par des évacuations sanguines faites pour combattre un accès de manie, éprouvait une constipation opiniâtre. Je prescrivis des lavemens; malgré son agitation, madame *** voulut les prendre elle-même. A peine lui eut-on remis la seringue entre les, mains qu'elle la rejeta avec horreur. Le même fait s'est renouvelé plusieurs fois. Cette dame m'a assuré, depuis, que la seringue lui avait paru si pesante, qu'elle l'avait crue remplie de mercure, et qu'on voulait faire de son corps un baromètre.

CONCLUSIONS.

De ce qui précède, je crois pouvoir conclure :

1° Que les illusions sont provoquées par les sensations internes et externes.

2° Que les illusions sont le résultat de l'action des extrémités sentantes et de la réaction du centre nerveux.

3° Que les illusions sont aussi souvent provoquées par l'excitation des sens internes que par celle des sens externes.

4° Que les illusions ne peuvent être confondues avec les hallucinations (visions), puisque dans celles-ci le cerveau seul est excité.

5° Que les illusions égarent le jugement sur la nature et la cause des impressions actuellement reçues, et poussent les aliénés à des actes dangereux pour eux et pour les autres.

6° Que le sexe, l'éducation, la profession, les habitudes, en modifiant la réaction cérébrale, modifient le caractère des illusions. (*Obs.* 5, 11, 15 et autres.)

7. Que les illusions prennent le caractère des passions (12, 14, 15) et des idées qui dominent l'aliéné (8, 9, 10, 20, 21, 22).

8. Que la raison dissipe les illusions de l'homme sain d'esprit, tandis qu'elle est impuissante pour détruire les illusions de l'aliéné.

Ce mémoire ne sera pas sans intérêt, si, par l'observation, j'ai constaté un phénomène psychologique mal apprécié, quoique fréquent, dans le délire; si les faits que j'ai rapportés, jettent quelque lumière sur l'histoire encore si obscure des aberrations de l'entendement; si ces mêmes faits fournissent des vues thérapeutiques applicables au traitement des maladies mentales.

QUESTION

MÉDICO-LÉGALE

SUR

L'ISOLEMENT DES ALIÉNÉS.

(MÉMOIRE PRÉSENTÉ A L'INSTITUT, LE 1er OCTOBRE 1832.)

Les aliénés trompés par les erreurs des sens et par des hallucinations, trahis par l'impuissance de diriger leur attention, entraînés par le délire de leurs passions, commettent souvent des actions qui seraient criminelles, si ces actions étaient commises par des personnes jouissant de la raison.

La fortune, la vie, l'honneur de ces malades et des personnes qui les entourent, l'ordre public lui-même seraient compromis, si l'on ne mettait les aliénés hors d'état de nuire, en s'assurant de leurs personnes.

La suspension du droit qu'a chacun de disposer, selon sa volonté, de sa personne et de ses propriétés, est une dérogation au droit commun, si grave dans l'ordre social, qu'on est d'abord surpris que les médecins et particulièrement les légistes, n'aient pas indiqué d'une manière positive, les cas où un aliéné peut, et doit être privé de la liberté. On est étonné que les lois de tous les pays, n'aient point établi de règles pour constater les cas qui réclament la suspension de la liberté d'un aliéné, et pour fixer le mode à suivre, lorsque cette suspension, jugée nécessaire, est mise à exécution.

Toutes les législations ont pourvu à l'arrestation des aliénés qui troublent la tranquillité publique; elles ont pourvu à l'interdiction des citoyens privés de la raison, elles ont prescrit de sages précautions pour prévenir la surprise et les erreurs du magistrat qui doit prononcer l'interdiction; mais il semble que tous les législateurs aient eu pour but, plutôt le maintien de l'ordre public et la conservation de la fortune de l'interdit, que l'intérêt immédiat de la santé du malade et celui de sa liberté. Avant que l'interdiction soit demandée par la famille, avant qu'elle soit provoquée par le magistrat, avant que le jugement d'interdiction soit rendu, l'aliéné est privé de la liberté, de l'administration de sa fortune, et retenu chez lui ou enfermé dans une maison étrangère, soit afin de prévenir les actions funestes auxquelles il peut se livrer, soit afin de le soumettre à un régime, à des soins, à un traitement que, le plus souvent, il repousse. Il y a là un acte contraire au droit commun. Les législations se taisent à cet égard, tout ce qui se fait depuis l'invasion de la folie jusques au jugement d'interdiction, doit paraître illégal, discrétionnaire, et soumis tout au plus à la surveillance administrative. Y aurait-il là une lacune à remplir? Cette lacune serait-elle le résultat de l'indifférence des anciens législateurs pour la liberté individuelle ou de l'extrême difficulté de la rédaction d'une loi qui remplirait cette lacune?

L'isolement des aliénés (*séquestration*, *confinement*) consiste à soustraire l'aliéné à toutes ses habitudes, à l'éloigner des lieux qu'il habite, à le séparer de sa famille, de ses amis, de ses serviteurs; à l'entourer d'étrangers; à changer toute sa manière de vivre.

L'isolement a pour but de modifier la direction vicieuse de l'intelligence et des affections des aliénés: c'est le moyen le plus énergique et ordinairement le plus utile, pour combattre les maladies mentales.

La question de l'isolement se rattache aux intérêts les plus chers à l'homme, considéré comme malade, comme membre de la famille et de la société. Ici ressort la gravité d'une maladie qui expose celui qui en est atteint, à être privé des objets de ses plus chères affections, à être contrarié dans ses desirs, dans l'exercice de ses droits civils et de sa liberté. Ici se révèle l'importance des fonctions du médecin appelé à prononcer si un individu doit être mis hors du droit commun.

Etudions d'abord la question de l'isolement, sous le point de vue médical, et dans ses rapports avec la santé de l'individu. Il sera plus facile ensuite d'indiquer les principes de droit, et de signaler ce qui manque dans la législation, sur un objet aussi important. En effet, si l'isolement est indispensable pour la guérison et la conservation de l'aliéné, l'isolement doit être autorisé par la loi; si la médecine n'ordonne pas toujours l'isolement, si elle indique des précautions pour rendre plus profitable ce moyen de guérison, la loi ne doit autoriser l'isolement qu'avec des restrictions.

Cette question est grande; car il y a, seulement en France, plus de quinze mille individus privés de leurs droits civils et politiques, privés de leur liberté, sans autorisation légale.

Que nous enseignent les faits et l'expérience sur la nécessité et sur l'utilité de l'isolement?

§ 1.er — *Nécessité de l'isolement.*

Les anciens avaient compris les avantages d'un traitement spécial pour les maladies mentales; ils ont laissé dans leurs écrits d'excellens préceptes sur l'habitation et sur le régime intellectuel et moral des aliénés. Cullen, parmi les modernes, a fait sentir la nécessité d'isoler ces malades, de les séparer de leurs parens et de leurs connaissances. Willis, qui acquit une si grande célébrité pour avoir assisté à la terminaison heureuse du premier accès de manie de Georges III, fit démeubler les appartemens du roi, éloigna ses courtisans et ses serviteurs, et le fit servir par des domestiques étrangers. Willis assurait que les aliénés du continent qui venaient réclamer ses soins, guérissaient plus souvent que les Anglais, ses compatriotes.

M. Pinel, dans son immortel Traité de la manie, son

plus beau titre à l'admiration et à la reconnaissance des hommes, a proclamé le principe de l'isolement comme la base de tout traitement rationnel des maladies mentales. Au nom de M. Pinel, si cher aux sciences et à l'humanité, que de grands souvenirs se réveillent! Malgré sa modestie, M. Pinel ne put échapper ni à votre estime ni à vos suffrages: ses travaux trouvèrent dans cette enceinte autant d'admirateurs que de collègues. « Pinel est une des grandes illustrations de notre époque », a dit un membre illustre de cette académie. Bichat, avec cette bonne foi qui caractérise le vrai mérite, répétait souvent qu'il avait puisé ses meilleures inspirations dans la *Nosographie philosophique.* Ce dernier ouvrage a servi de texte et de point de départ à tous ceux qui ont écrit sur la médecine, et, depuis sa publication, il est resté classique. Nul n'a pu produire, depuis, un corps de doctrine médicale aussi complet. Permettez-moi, messieurs, cette disgression. Quelle occasion plus solennelle pouvait m'être offerte, pour rendre hommage à la mémoire de celui qui fut mon maître, et qui, jusqu'à son dernier jour, m'appela son ami.

Tous les médecins anglais, allemands et français, qui se livrent à l'étude des maladies mentales, conseillent l'isolement des aliénés, et sont unanimes sur l'utilité de ce moyen de guérison.

L'isolement est une vérité pratique, dont la nécessité et l'utilité seront mieux senties, lorsqu'on sera mieux persuadé que les aliénés ne sont privés ni de sensibilité, ni d'intelligence.

Les maniaques et les furieux eux-mêmes pensent et raisonnent suivant les modifications de la susceptibilité et de l'activité de leurs organes. En analysant les idées des aliénés, en suivant la liaison de leur raisonnement, en fouillant dans leur cœur, en poursuivant les motifs de leurs déterminations, on saisit les causes de leurs affections et de leur haine, de leurs desirs et de leurs aversions, de leurs déterminations et de leurs actions; on acquiert la conviction que les fous ne sont pas aussi déraisonnables que le croit le vulgaire.

L'observation suivante prouve jusqu'à quel point un aliéné peut cacher son délire : si l'aliéné peut dissimuler son état aux personnes avec lesquelles il vit, ne jouit-il pas de la plus grande portion de son intelligence?

1re *Observation.* — Un négociant, âgé de cinquante-cinq ans, d'une constitution forte, quoique d'un tempérament lymphatique, d'un caractère doux et facile, père d'une nombreuse famille, avait acquis une fortune considérable dans le commerce; il éprouvait quelques contrariétés domestiques bien légères, pour tout homme d'un caractère un peu ferme. Depuis un an environ, M..... avait formé un grand établissement pour l'un de ses fils. Peu de temps après, il devint plus actif, et témoignait, contre ses habitudes, la joie que lui causait sa prospérité croissante. Il quittait plus souvent son magasin et ses affaires. Malgré ces légers changemens, ni sa famille, encore moins ses amis et ses voisins, ne soupçonnaient du désordre dans sa raison. Un jour que M..... était sorti, un marchand étalagiste apporte chez lui deux portraits et demande 50 louis, prix convenu, dit-il, avec un monsieur très respectable qui a donné son nom et son adresse. Les fils du malade renvoient les portraits et le fripon. Le père rentre, ne parle point de son acquisition; mais ses enfans mettent la conversation sur les portraits qu'a acheté leur père, sur la friponnerie du marchand, et sur le refus qu'ils ont fait de payer. Le père se fâche, assurant que les portraits sont superbes, qu'ils ne sont pas chers, qu'il entend les acheter. Dans la soirée, la discussion devient plus orageuse, le malade s'emporte, fait des menaces, enfin le délire éclate. Dès le lendemain, M..... est confié à mes soins; ses enfans, effrayés par la maladie de leur père, et alarmés de l'acquisition qu'il a faite, parcourent les livres de commerce. Quelle fut leur surprise, en voyant la mauvaise tenue des registres, les lacunes nombreuses qu'ils présentent, et le déficit immense de la caisse! Ce désordre remontait à plus de six mois. Sans cette discussion, dans peu de jours, une maison de commerce des plus honorables, allait être compromise. Une lettre de change, pour une somme considérable, arrivait à son terme, et nulle mesure n'avait été prise pour l'acquitter.

Dans les grandes réunions d'aliénés, on rencontre des individus qui recouvrent la raison, dès qu'ils quittent leur domicile, et qui la perdent de nouveau dès qu'ils y rentrent. Livrés à eux-mêmes, rendus à leurs habitudes, ces individus s'abandonnent à des excès, éprouvent des contrariétés, s'affligent de ce qu'ils voient, redoutent les devoirs, les assujétissemens du monde et le tracas des affaires : mille soucis, mille in-

3.

quiétudes, mille préoccupations opposées, mille sentimens divers les exaltent ou les découragent; le délire éclate. J'ai vu, à la Salpétrière, plusieurs femmes qui ne pouvaient être raisonnables que dans l'hospice, qui réclamaient avec instance leur rentrée dans la division des aliénées, sentant, après quelques jours passés dans leur famille, qu'elles allaient retomber malades. Quelques-unes de ces femmes, rentrant assez tôt, prévenaient le retour du délire; d'autres, s'y prenant trop tard, ne pouvaient échapper au mal qu'elles cherchaient à éviter.

Nous avons à Charenton un jeune homme qui a eu plusieurs accès de manie intermittente : lorsqu'il est hors de l'établissement, les accès sont très fréquens; il y a été retenu pendant cinq ans et n'a point eu d'accès; rentré dans la maison, parce qu'il était retombé malade, ce jeune homme, depuis deux ans, jouit de toute sa raison, quoique d'ailleurs on lui laisse une très grande liberté.

2e *Observation.* — M... âgé de quarante-sept ans, d'un tempérament nervoso-sanguin, sujet à des hémorroïdes qui ne coulent pas depuis quelque temps, avait l'habitude de faire appliquer des sangsues à l'anus, pour combattre des maux de tête auxquels il était sujet. Heureux dans son intérieur, son commerce avait prospéré jusqu'à l'année 1830. Dès-lors M... se tourmente et se donne beaucoup de tracas pour soutenir ses affaires; en décembre 1831, après une perte assez légère, il tombe dans la tristesse, dans la mélancolie; sa face se colore, ses yeux s'injectent, sa respiration devient difficile, il répand des larmes et répète sans cesse qu'il est perdu; le lendemain et les jours suivans il fait plusieurs tentatives de suicide, on est obligé de matelasser son appartement, il veut s'étrangler, essaie d'avaler sa langue, remplit sa bouche avec son poing dans l'espoir de s'asphyxier, enfin il refuse toute nourriture. Après six jours, le malade est conduit à Paris et confié à mes soins. Dès son arrivée toute tentative de suicide cesse, le malade paraît rendu à la raison et délivré de la funeste impulsion au suicide. *L'impression que j'ai reçue*, me disait-il, *en me voyant transporté dans une maison étrangère, m'a guéri.* En effet, le sommeil, l'appétit, la conversation très suivie et quelquefois gaie, peuvent faire croire à cette guérison. Trois semaines paraissent suffisantes pour la convalescence; la femme et le fils de M... viennent le chercher, il passe deux jours à Paris, y termine quelques affaires et repart pour la province; à peine chez lui, M... se sent dominé par les mêmes impulsions, il revient à Paris, y reste quelques jours, y fait quelques affaires et paraît très bien portant; de retour dans sa maison, M... fait de nouvelles tentatives de suicide, frappe son fils et ceux qui le servent; la vie de sa femme est compromise. Le chagrin de sa famille, la surveillance exercée autour de lui, les menaces simulées de l'autorité, rien ne peut vaincre ses impulsions. Le malade passe plusieurs jours sans prendre de nourriture; il lie, avec un cordon, les organes extérieurs de la génération, monte sur son lit pour se précipiter sur le parquet; il déchire son linge pour en faire des cordes et se pendre ; enfin, il trompe la surveillance de ses parens et court se précipiter dans la rivière. Il est aussitôt mis dans une voiture, accompagné de sa femme. Malgré la camisole, il n'est pas d'efforts qu'il ne fasse pour se tuer. Arrivé à Paris, isolé de nouveau M... est parfaitement raisonnable, ne fait point de tentatives pour se détruire, pendant six semaines qu'a duré ce nouvel isolement. On a pu croire à la guérison du malade; si on lui demande comment chez lui il ne dompte pas ses funestes impulsions, comme il le fait à Paris, éloigné de sa famille et de ses affaires, il répond d'une manière évasive, en affirmant que pour cette fois l'épreuve a été assez longue, qu'il est guéri et il insiste pour retourner chez lui : *Privé de ma femme et de mon fils, je suis le plus malheureux des hommes et je ne puis vivre.* Mais, lui disais-je un jour, puisque vous êtes si malheureux ici, pourquoi n'essayez-vous pas de vous détruire, cela vous est très facile: *Je ne sais pas*, répliquait-il, *mais je suis guéri, qu'on me laisse partir.* Ce malade jouissait de la plus grande liberté, nulle précaution apparente n'était prise pour l'empêcher de se détruire, et jamais il n'a fait la moindre tentative. Jamais non plus il n'a déraisonné, et jamais je n'ai pu obtenir l'aveu des motifs qui le portaient à se détruire lorsqu'il était chez lui, tandis qu'il n'y songeait plus dès qu'il était chez des étrangers; retourné pour la quatrième fois dans sa maison, les mêmes phénomènes se sont renouvelés avec la même violence, et quoiqu'il ait pu traiter d'affaires importantes.

La sensibilité des aliénés est pervertie; ces malades

n'ont plus, avec le monde extérieur, que des rapports anormaux, par conséquent douloureux. Tout les blesse, tout les déchire, tout leur est odieux. En opposition permanente avec tout ce qui les entoure, ils se persuadent bientôt que conspire pour leur nuire. Ne comprenant point ce qu'on leur dit, ne pouvant saisir les raisonnemens qu'on leur adresse, ils en concluent que chacun a le dessein de les tromper; ils prennent en mauvaise part les propos les plus affectueux, les conseils les plus sages; ils prennent pour des injures, pour de l'ironie, pour des provocations le langage le plus franc, le plus sérieux et le plus tendre; ils prennent pour des contrariétés les soins les plus empressés. Le régime, les prohibitions réclamés par leur état, auxquelles on essaie de les astreindre, leur paraissent des persécutions d'autant plus insupportables, d'autant plus irritantes qu'ils étaient moins accoutumés à la contrariété. Le cœur de l'aliéné ne se nourrit plus que de défiance; ce malheureux s'émeut de tout ce qui s'offre à sa vue; il se trouble dès qu'on l'approche, tant il est timide et craintif. D'où naît la conviction que chacun s'attache à le tracasser, à le diffamer, à le ruiner, à le perdre. Cette conviction met le comble à la perversion morale. De là cette défiance symptomatique que l'on observe chez presque tous les aliénés, même chez les maniaques qui paraissent si audacieux et si téméraires. Ce symptôme qui s'accroît par les contrariétés imaginaires ou réelles, par des traitemens maladroits, augmente avec le progrès de la maladie, avec la perturbation et l'affaiblissement de l'intelligence. Ce symptôme imprime, sur la physionomie des aliénés, un caractère spécifique facile à saisir, surtout dans la lypémanie et dans la démence, lorsque celle-ci n'est point arrivée au dernier degré de l'oblitération de l'intelligence.

La défiance est propre aux esprits faibles, elle est le partage des peuples dont l'intelligence est peu développée. L'homme des champs, le vieillard, sont plus défians que l'habitant des villes et que l'homme dans la force de l'âge, et parmi ceux-ci les moins soupçonneux, sans contredit, sont les grands artistes, les gens de lettres, les savans; tant il est vrai qu'il existe une force morale dans l'ascendant que donne sur les autres hommes la culture de l'esprit et une raison plus développée. Cependant, malgré leur défiance, les aliénés sont d'une imprévoyance complète; ils n'ont nul souci, nulle inquiétude pour le moment qui va suivre, mais une défiance extrême pour tout ce qui est présent.

De la défiance, ces malades passent bientôt à la crainte ou à la haine, et dans les deux situations morales, ils repoussent leurs parens, leurs amis, accueillent les étrangers, se jettent dans leurs bras, les invoquent comme des protecteurs ou des libérateurs avec lesquels ils sont prêts à fuir, abandonnant leur habitation et leur famille.

Avec ces dispositions morales, laissé au sein de sa famille, ce tendre fils, dont le bonheur consistait à vivre auprès de sa mère et à suivre les conseils de son père, persuadé qu'on veut le dégoûter de la maison paternelle afin de l'en éloigner, tombe dans le désespoir le plus profond, ou s'échappe pour se détruire. Cet amant désespéré croit, par les témoignages de l'amour le plus tendre, ramener la raison de celle qu'il adore; infortuné, par sa présence, il rend la plaie plus profonde, bientôt celle dont il avait toute la confiance ne verra plus en lui qu'un perfide, un infidèle, qui n'affecte tant de tendresse que pour la mieux trahir. Cette fille douce, bonne, respectueuse, ne voit plus dans sa mère qu'une femme injuste ou égoïste qui l'a sacrifiée à ses caprices ou à son frère ou à sa sœur; la vue de sa mère l'irrite, l'agite, la pousse à la violence, ou la plonge dans la plus sombre tristesse. Cet ami rare espère, par ses soins, rendre à son ami cette raison, cette sensibilité, source de leur attachement et de leur bonheur; bientôt, malheureux ami, tu seras compris dans la proscription générale, et ton dévoûment sera, pour ton ami malade, une preuve que tu t'es laissé corrompre par ses ennemis. . .

Qu'espérer pour la guérison de ces infortunés, si l'on ne change leur situation morale, et si l'on ne détruit leurs préventions? Qui de nous n'a éprouvé la différence qu'il y a d'être trompé, outragé, trahi par ses proches, par ses amis, ou par des individus qui nous sont étrangers et absolument indifférens? On pressent déjà un des grands avantages de l'isolement.

Ce malheureux, devenu tout-à-coup maître de la terre, donne des ordres souverains à tout ce qui l'entoure; il entend être obéi aveuglément par ceux qui étaient accoutumés à céder à ses volontés par respect ou par affection. Sa femme, ses enfans, ses domestiques sont ses sujets, ils lui ont toujours obéi, comment oseraient-ils lui résister aujourd'hui qu'il est tout puissant? Ce monomaniaque se croit dans ses états, commande en despote, est prêt à punir, avec sévérité, quiconque ose faire la plus légère objection à ses ordres souverains; ce qu'il exige est impossible, n'importe, il le veut, la volonté des grands reconnaît-elle des empêchemens insurmontables? L'affliction de sa famille, le chagrin de ses amis, l'empressement de tous à céder à ses volontés, à ses caprices, par la crainte d'exaspérer sa fureur; la répugnance que chacun éprouve à le contrarier, tout ne contribue-t-il point à confirmer ce malheureux, dans ses idées de puissance et de domination? Qu'il soit transporté dans un lieu étranger; le voilà hors de son empire, il n'est plus au milieu de ses sujets; l'illusion est détruite.

La nécessité de l'isolement des maniaques n'est pas moins évidente: les maniaques sont d'une susceptibilité excessive, toutes leurs impressions physiques ou morales les irritent et les portent à la colère; or la colère du délire, c'est la fureur. Le furieux se livre aux actes les plus dangereux, il casse, brise, frappe et tue. Il s'arme de tout ce qui tombe sous sa main pour se venger ou pour se défendre. Veut-on le retenir, il a recours à la force, à la ruse; rien n'est sacré pour lui, pourvu qu'il recouvre la liberté que des parens, des amis injustes ou barbares veulent lui ravir.

3e *Observation*.—M. ...., âgé de vingt-sept ans, d'un

tempérament sanguin, sujet aux maux de tête, voyage à cheval par un temps très chaud; il est pris d'un accès de manie. Recueilli sur la route par des amis de sa famille, il est retenu dans un appartement jusqu'à l'arrivée de ses parens; il se croit tombé dans un repaire de voleurs, parce qu'en entrant dans cette maison amie, on avait envoyé le cheval à l'écurie et mis son porte-manteau en sûreté. Après toutes sortes d'efforts et de violences pour recouvrer la liberté, le malade met le feu à la maison, afin de s'échapper des mains de ceux qu'il prend pour des voleurs.

J'ai donné des soins à un maniaque, qui pour sortir d'une maison de santé dans laquelle il était renfermé, mit le feu à son lit, afin d'incendier la maison, espérant s'échapper au milieu du désordre de l'incendie.

4e *Observation.*—Un officier-général, âgé de cinquante-quatre ans, d'un tempérament lymphatique et sanguin, se livre à des travaux, qui l'excitent d'abord, et le jettent ensuite dans la manie avec fureur. Ce malade est traité chez lui et servi par ses domestiques; son délire s'étend à tout, son agitation est continuelle, sa fureur fréquente; il veut s'élancer par les croisées, non pour se détruire, mais pour échapper aux contrariétés; il frappe ceux qui s'y opposent; on est obligé de l'attacher; sa fureur augmente; mais bientôt il se calme, ou feint de se calmer, demande qu'on le débarrasse de ses liens; à peine il est libre, qu'il tombe sur ses domestiques. Après une lutte longue et violente, il est fixé sur son lit, les liens maladroitement posés le blessent; on essaie encore de relâcher ses liens. Le malade affecte beaucoup de calme, se débarrasse de toutes les entraves dont on s'est servi pour le contenir, s'élance vivement hors de son lit; donne de nouveaux coups à ceux qui le servent, et blesse gravement deux domestiques. Quinze jours se passent dans des alternatives de calme étudié et de fureur, sans diminution du délire. Le malade est isolé, logé dans un rez-de-chaussée, on le laisse aller et venir au gré de ses caprices; est-il irrité il court exhaler sa fureur au milieu d'un jardin, et rentre ensuite paisiblement. Dès-lors, plus de violences, plus de fureur, plus de coups; il ne reste plus qu'une manie simple et facile à traiter.

Laissera-t-on dans leur famille les monomaniaques qui ont des penchans affreux et atroces, penchans qui ne sont pas les effets de l'éducation ou de l'habitude, mais bien des penchans maladifs qui ont, comme toutes les maladies, des causes assignables, un commencement, une marche régulière et une terminaison? Il est des monomaniaques qui ont des impulsions que l'on peut dire irrésistibles. Dans la traduction faite par le docteur Chambeyron, du Traité de médecine légale d'Hoffbauer, j'ai rapporté des exemples d'impulsions irrésistibles pour l'ivresse. Pinel, Gall rapportent des faits d'impulsions maladives pour le vol. Heinke a donné l'histoire d'une épidémie d'incendiaires. Enfin, des exemples d'impulsions au meurtre, au suicide, sont signalés par tous les auteurs (1). Tous les médecins parlent des dangers qu'il y a de

(1) Traduction d'Hoffbauer. Voyez la note *monomanie homicide.*

laisser libres les aliénés enclins au suicide. Ce mémoire offre plusieurs preuves de ces dangers. Ces funestes penchans sont quelquefois motivés, quelquefois ils sont sans motif. Ordinairement ils se reproduisent sous le type intermittent ou même périodique, et les individus atteints de ces funestes impulsions jouissent le plus souvent de la raison, dans tous leurs discours, dans toutes les actions qui ne rentrent pas dans la série des idées et des affections propres à leurs penchans. Ces monomaniaques que je n'ai point à faire connaître ici, rentrent dans le domaine de l'administration qui veille à la sûreté publique, et leurs actes sont du ressort du ministère public.

Quelquefois la cause du délire existe au sein de la famille. Des chagrins domestiques, des revers de fortune, la jalousie, la présence d'individus qui éveillent ou irritent des passions mal éteintes, ont provoqué l'égarement de la raison et sont des obstacles insurmontables à son rétablissement.

5e *Observation.* – M... âgé de vingt-sept ans, éprouve des revers de fortune, tombe dans la lypémanie avec penchant au suicide ; l'élévation de l'appartement qu'il habite, la disposition de l'escalier de sa maison, les visites réitérées de ses amis *qui viennent contempler son malheur*, le désespoir et les soins de sa femme, sont autant de circonstances qui invitent le malade à terminer son existence ; tout en avouant qu'il n'a point de motifs pour se détruire, qu'il est honteux et criminel d'attenter à ses jours, il n'est point de tentative qu'il n'ait faite pendant plus d'un mois. Isolé et transporté hors de chez lui, logé à un rez-de-chaussée d'où il peut facilement aller dans un jardin, le malade ne fait plus aucun effort pour terminer sa vie; cela ne servirait à rien, dit-il, je ne pourrais venir à bout de me tuer ici, toutes les précautions sont prises pour m'en empêcher.

6e *Observation.* — La femme d'un boulanger, d'un tempérament lymphatique et nerveux, éprouve un violent accès de jalousie; elle se tourmente, s'inquiète, épie les démarches de son mari qui exhale son mécontentement par des reproches et des menaces. Enfin, cette malheureuse femme, ne pouvant plus se faire illusion, se précipite d'une croisée; son mari accourt, la relève, et lui prodigue les soins les plus empressés. *C'est inutile*, répète-t-elle souvent, *vous n'avez plus de femme*, et elle se refuse à prendre toute nourriture; les parens de cette dame, son mari désespéré, qui ne quittent point son appartement; les sollicitations, les prières, les larmes ne peuvent triompher de sa résolution. Après sept jours d'une abstinence absolue, je suis appelé; l'on me cache la cause du mal; j'observe que chaque fois que le mari s'approche du lit de sa femme, la face de celle-ci devient convulsive. J'annonce à cette malheureuse que je vais la faire conduire à la campagne, mais qu'il faut qu'elle prenne de la nourriture, afin de pouvoir supporter le voyage; un bouillon que je lui présente est accepté, et malgré des efforts évidens, il n'y eut que quelques gouttes d'avalées. La malade fit encore le jour suivant, quelques efforts pour prendre du bouillon, mais elle succomba le même jour. Croit-on que si cette dame eût été retirée de sa maison, aussitôt après sa chute, elle n'eût point guéri? Pouvait-elle vouloir vivre; son désespoir étant sans cesse irrité par la présence de son mari?

7e *Observation*.—Une femme âgée de cinquante ans, d'un tempérament lymphatique, d'un caractère timide, avait franchi son temps critique et jouissait d'une parfaite santé, quoique, depuis plusieurs années, elle éprouvât quelques sentimens de jalousie pour une nièce qu'elle avait attirée dans sa maison. Dans cette disposition morale, elle perd un enfant presque subitement, et son mari tombe gravement malade. Les chagrins, les fatigues la rendent acariâtre; la présence de sa nièce lui devient insupportable: elle donne son argent inconsidérément, abandonne souvent sa maison, allant se plaindre partout. Enfin elle éclate en injures, veut étrangler sa nièce, elle est prise de délire général et devient furieuse: elle a cependant des intervalles lucides. Le jour est moins orageux que la nuit. Le médecin fait appliquer des sangsues, ordonne des pédiluves et du petit lait. Le quatrième jour, la malade est confiée à mes soins. Le visage est pâle, les lèvres sont sèches; les yeux brillans, mobiles ou fixes; la parole est brève; la langue muqueuse; l'épigastre douloureux; des gaz s'échappent par la bouche; constipation. A une heure de la nuit, tout-à-coup, la malade s'agite, quitte son lit, pousse des cris, vomit un torrent d'injures, écume de fureur. La face est extrêmement rouge, le corps couvert de sueur. Trois femmes ont de la peine à contenir la malade, qui fait des efforts pour se soustraire aux objets imaginaires qui l'effraient. J'arrive, je me plains de tant de bruit et de tant de désordre; je fais retirer les femmes et j'ordonne à la malade de se coucher. Celle-ci me regarde avec surprise : je la fixe et lui réitère l'ordre de rentrer dans son lit. Elle se couche et se tient tranquille, le reste de la nuit. La nuit suivante, mêmes accidens, même moyen pour les faire cesser, même résultat. Cinquième nuit, retour du délire, mais sans fureur. *Chaque fois que je vous vois*, me dit la malade, *je me sens tranquillisée.* Bains tièdes, petit lait nitré, lavemens émolliens. Sixième nuit, explosion brusque de la fureur qui cède comme les deux premières fois; du reste, pendant toute la journée, madame est calme, raisonnable, mais triste. Le septième jour, le médecin ordinaire de la malade, qui donne des soins à son mari, encore convalescent, annonce à cette dame que sa nièce doit quitter sa maison. Cette nouvelle produit son effet; le sommeil se rétablit; les selles sont faciles. Douzième jour, retour du délire, inquiétudes fugaces, crainte d'être abusée sur le départ de sa nièce; insomnie. Seizième jour, le père et la mère de la malade viennent confirmer le départ de l'objet de sa jalousie. Dès-lors le délire cesse : il reste seulement un peu d'inquiétude et quelque défiance, qui n'empêchent point madame de rentrer chez elle, quelques jours plus tard. Elle y reprend ses occupations habituelles et jouit d'une santé parfaite. Plusieurs mois après, elle sollicite de son mari le rappel de sa nièce, reconnaissant qu'elle était malade lorsque la jalousie s'est éveillée en elle.

Les personnes privées de la raison tombent quelquefois dans l'abattement physique et dans le découragement moral; elles sont tellement affaissées qu'elles ne peuvent vaincre leur inertie intellectuelle, ni triompher de leurs répugnances pour toutes sortes d'exercices et de distractions. Profondément affectées de cette nullité physique et morale, elles se la reprochent et elles s'en font un motif de désespoir. Cette situation est d'autant plus funeste à ces malades qu'ils voient ce qu'ils devraient faire et qu'ils restent les témoins de ce que les autres font pour eux.

Les aliénés, qui conservent si souvent le sentiment de leur état, perdent rarement le souvenir de leurs actions: ils se rappellent tous les accidens qui ont signalé le début de leur maladie : ce sont des écarts de conduite, des emportemens, des actes de violence, dont les malades se souviennent. Le regret, les remords sont continuellement irrités par la présence des lieux témoins de leurs égaremens, et par celle des personnes qui ont été victimes de leur fureur. Parce qu'ils s'accusent eux-mêmes, ils croient que les autres les condamnent : ainsi l'un devient furieux à la vue de sa femme, qu'il croit avoir maltraitée ; l'autre s'exalte en voyant un ami, dont il croit avoir compromis la fortune. Souvent, lorsque la folie éclate, les organes digestifs sont en mauvais état ; les aliénés trouvent mauvais au goût tout ce qu'on leur présente, soit boissons, soit alimens solides : ils croient qu'on a voulu les empoisonner, et ils accusent ceux qui leur ont donné les premiers soins. Ils deviennent furieux ou sont terrifiés dès qu'ils voient s'approcher leurs parens ou les personnes qui les ont assistés au début de la maladie.

7e *Observation.* — Un jeune homme, âgé de vingt-et-un ans, était mélancolique depuis quelques jours; ses camarades le conduisent à la campagne pour le distraire. Pendant le dîner, tout-à-coup et sans motif apparent, explosion du délire le plus furieux, le malade accable d'injures ses amis et veut les frapper les appelant scélérats. Il est isolé, confié à mes soins; après trois mois de traitement, il guérit. Au déclin de la maladie la vue de l'un de ses amis a quelquefois réveillé l'agitation et même la fureur. Lorsque la guérison a été parfaite, ce jeune homme m'a avoué qu'étant à dîner avec ses camarades, le vin lui avait paru d'un goût affreux, qu'il s'était cru empoisonné par eux.

8e *Observation.* — Un émigré, âgé de quarante-six ans, d'un tempérament sanguin, d'un caractère absolu, après une longue suite de malheurs est arrêté, mais rendu peu après à sa famille. Ce nouveau chagrin le jette bientôt dans le désespoir, suivi d'un accès de fureur qui persista pendant deux mois. Pendant son délire le malade ne voyait et ne parlait que prisons, gendarmes, chaînes, etc.; après cet accès, M... resta mélancolique et hypocondriaque. L'année suivante sans nouvelle provocation, tout-à-coup délire et fureur; dès le lendemain le malade est confié à mes soins; quoique le délire soit général, avec agitation; M... parle souvent, comme dans le premier accès, de prison, de soldats, etc.; son délire est évidemment dominé par le souvenir de l'arrestation qu a provoqué le premier accès; chaque fois que j'aborde le malade c'est avec l'accent de l'amitié; je lui tends familièrement les mains, je lui rappelle les soins que je lui ai donnés l'année précédente.—Dissipez vos inquiétudes, lui répétais-je souvent, vous pouvez compter sur mon dévoûment; vous n'êtes point détenu, rien ne vous retient, vous pouvez sortir quand il vous plaira. Le quatrième jour, je termine les exhortations ordinaires par ces mots prononcés avec vivacité : *Allons nous promener.* Le malade, veut me suivre sans vêtemens. Je l'invite à s'habiller, nous sortons; nous n'avions pas fait quelques pas que nous pûmes échanger quelques phrases suivies, et avant de rentrer dans la maison, le malade avait recouvré l'entier usage de ses facultés.

9e *Observation.* — Une dame âgée de cinquante ans, fut effrayée par un incendie qui éclata dans une maison située vis-à-vis celle où elle habitait. Pendant trois jours et trois nuits, cette dame ne vit que des flammes prêtes à dévorer elle et sa maison. Il a suffi de la déplacer pour faire cesser ses hallucinations, ses craintes, pour ramener le calme et rétablir la raison.

Les souvenirs antérieurs à la maladie ont une grande influence sur les idées des aliénés. En effet, les idées de ces malades ont des rapports presque constans avec leurs anciennes habitudes, avec les évènemens passés, avec leurs études, avec leurs affections, et avec des personnes qui ne sont plus. Ces souvenirs sont si vifs,

4.

que l'aliéné leur prête souvent de la réalité; de là, des ressemblances qui les irritent et les rendent furieux, des aversions dangereuses pour les personnes dont ils ont eu à se plaindre autrefois. Un officier m'avait pris en aversion, parce qu'il me trouvait quelque ressemblance avec un général qui avait été sévère pour lui.

10e *Observation.* — M..., âgé de quarante ans passés, avait eu dans sa jeunesse des discussions d'intérêt avec son frère ; tout s'était arrangé, et les deux frères vivaient dans la plus sincère intimité. La raison de M... s'égare, et sa fureur est constamment provoquée par la présence de son frère, qu'il accuse de l'avoir ruiné.

11e *Observation.* — M..., âgé de trente-cinq ans, devient maniaque; la vue de son père l'irrite et le rend furieux. Son père l'avait vivement réprimandé dans sa première jeunesse, pour quelques écarts de conduite.

Les aliénés ont le sentiment du mal qu'ils font, leur délire s'exaspère par la présence de leurs parens dont ils font le malheur. Le chagrin, les larmes qu'une mère, une femme, un fils ne peuvent toujours dissimuler, augmentent la douleur morale du lypémaniaque. La physionomie inquiète, souffrante, effrayée des parens, profondément affligés du délire d'un membre de la famille, qui a perdu la raison, augmentent les craintes, la frayeur du panophobe qui voit dans ces signes d'affliction des motifs de terreur.

12e *Observation.* — Un jeune marié, persuadé qu'il ne peut faire le bonheur de sa femme, et qu'il la rend malheureuse, fait toutes sortes de tentatives pour se détruire; l'impulsion au suicide est d'autant plus énergique, que la femme du malade est plus triste et plus désespérée. L'isolement a suffi pour faire cesser les inquiétudes du mari, et pour lui persuader que sa maladie était la seule cause de la tristesse de sa femme.

13ᵉ *Observation.* — *Je suis un objet d'effroi pour ma femme et mes enfans*, me répète souvent un maniaque horriblement malheureux pendant les paroxismes du délire; *leur vue me jette dans le désespoir, à cause du mal que je leur fais; si mon délire oblige les personnes qui me soignent à m'enchaîner, qu'on me conduise dans un hospice; je ne survivrais pas à ma douleur, si ma femme était contrainte à permettre, chez moi, un pareil traitement, quelque indispensable qu'il fût.* Ce malade a des paroxismes qui persistent pendant trois ou quatre mois. Pendant tout ce temps-là, et même plusieurs semaines après, il ne veut voir ni sa femme, ni ses enfans, tant leur présence lui est douloureuse.

J'ai vu des aliénés, particulièrement des monomaniaques, dont l'impatience et le délire s'exaspéraient par l'exagération des soins de leurs parens : *Ah! ma mère, que vous me tourmentez! jamais je ne guérirai près de vous*, répétait souvent un lypémaniaque impatienté par les questions perpétuelles de sa mère, qui, à chaque instant, demandait à son fils des nouvelles de sa santé, et s'il était docile au régime et au traitement qu'on lui avait prescrits.

§ II. *De l'utilité de l'isolement.*

Je viens de prouver la nécessité de l'isolement, il me reste à démontrer son utilité.

J'aurai encore dans cette deuxième série de faits, à apprécier les rapports intimes et réciproques de l'intelligence et des affections des aliénés, rapports qui ne sont jamais entièrement détruits dans les maladies mentales.

Tout le monde a éprouvé ce saisissement indéfinissable qui s'empare de notre être lorsque nous sommes subitement enlevés à nos habitudes et à nos affections. Soustrait à l'influence des choses et des personnes au milieu desquelles il vivait, l'aliéné éprouve, dans le premier instant de l'isolement, un étonnement subit qui déconcerte son délire et livre son intelligence à la direction que vont lui donner des impressions nouvelles.

14ᵉ *Observation.* – Mademoiselle de B***, âgée de vingt-sept ans, d'une taille élevée, d'un tempérament nervoso-sanguin, d'un caractère vif, mais doux, aimait beaucoup madame sa mère qu'elle n'avait jamais quittée. A la suite d'une contrariété assez vive, elle devient triste; ses règles coulent mal, et après deux mois elle est prise d'un accès de manie. Pendant le délire, la malade prend sa mère en aversion, lui fait des reproches, lui adresse des injures; par instans, elle déchire ses vêtemens, brise ses meubles, pousse des cris et veut quitter la maison paternelle; avec ce délire général, se manifestent des symptômes hystériques. Un mois plus tard, Mˡˡᵉ est isolée et confiée à mes soins: le délire est général, les propos érotiques; la malade recherche les hommes, parle contre sa mère; plusieurs fois dans la journée, la face s'anime, les yeux deviennent brillans ; alors la parole est brève, la loquacité continuelle. La malade a des convulsions, des constrictions de la gorge ; elle crie, s'emporte, se roule par terre, etc. Après sept mois de soins, la malade éprouve un accès d'hystérie si violent, que sa vie me paraît en danger pendant plusieurs heures. Avec le calme qui suivit cet accès, le délire parut avoir diminué et ne se reproduisait que de temps en temps, les jours suivans. Après quinze jours une petite-vérole bénigne se déclare, lorsque la desquamation est finie mademoiselle rentre au sein de sa famille, aussi raisonnable, aussi douce qu'avant sa maladie. L'année suivante, à l'époque de l'invasion du premier accès, mademoiselle de B***, qui s'était bien portée jusque-là, a de l'insomnie, fait des reproches à madame sa mère, parle beaucoup, s'agite, quitte son lit pour être mieux entendue de sa mère qui fait de vains efforts pour la calmer et la décider à se coucher. Effrayée de ces nouveaux accidens, la mère de la malade demande des chevaux de poste, quatre heures après l'explosion de ce nouvel accès, se met en route avec sa fille, et arrive à Paris. La malade est confiée à mes soins ; elle parle beaucoup surtout contre sa mère. Elle mange peu et paraît tourmentée par la soif ; à la chute du jour, elle s'aperçoit de l'absence de sa mère et m'en demande des nouvelles. — Madame votre mère, lui dis-je, est repartie et vous resterez avec nous jusqu'à ce que votre santé soit rétablie. La physionomie de mademoiselle de B*** changea tout-à-coup ; d'animée qu'elle était, elle devint triste, la loquacité cessa; la nuit fut tranquille quoique sans sommeil; le lendemain matin, mademoiselle paraît honteuse, répand quelques larmes, se chagrine de l'absence de sa mère et témoigne le desir de rentrer dans sa famille. Il est facile de juger que l'accès est avorté; le troisième jour après l'isolement, mademoiselle reçut la visite de sa mère, obtint la promesse de retourner prochainement avec elle. Après douze jours, elle était retournée dans sa famille.

15e *Observation.*—M. N.... âgé de cinquante-six ans, d'un tempérament éminemment nerveux, d'une constitution sèche, essuye de grands revers dans sa position politique, s'adonne à l'étude, et fatigue son cerveau par de très longues contentions d'esprit. A l'entrée de l'hiver, il est pris d'un accès de monomanie et est confié à mes soins. M. N.... est d'une loquacité intarissable; il écrit sans cesse, il est dominé par le desir d'acheter des fonds publics, lui qui a une grande fortune territoriale et qui ne s'est jamais livré à aucune spéculation. Après six mois de soins, un voyage de trois mois confirme l'heureuse terminaison de ce premier accès. Quatre ans après, à la même époque de l'année, c'est-à-dire à l'entrée de l'hiver, M. N... rentre chez lui, et annonce à sa femme d'un ton très satisfait qu'il vient d'acheter à la bourse pour une somme très considérable de fonds publics. La femme de M. N... qui s'était aperçue depuis quelques jours que son mari avait un peu d'agitation et moins de sommeil, le décide à faire un voyage. Dès le surlendemain on se met en route, l'achat des rentes est oublié et en peu de jours, M. N... recouvre la plénitude de la santé.

Les impressions inaccoutumées que les aliénés reçoivent lorsqu'ils sont isolés, produisent des idées nouvelles, brisent la chaîne vicieuse de celles qui caractérisent leur délire. La nouveauté des impressions attire, fixe ou excite leur attention qui reprend alors sa puissance sur leur entendement; et si les illusions des sens, si les hallucinations ne sont point détruites, leur influence est du moins suspendue pendant un temps plus ou moins long. Ne connaissant point les personnes avec lesquelles ils se trouvent tout-à-coup, ne sachant que penser, qu'espérer, que craindre de ces inconnus avec lesquels on leur dit qu'ils vont vivre, les aliénés cherchent à étudier le caractère de leurs commensaux, afin de se mettre en rapport avec eux. Aussi le premier effet de l'isolement est-il de rendre souvent l'aliéné plus calme et quelquefois raisonnable; ce premier effet persiste aussi long-temps que les impressions nouvellement reçues. Aussi les premiers momens de l'isolement sont-ils précieux pour le médecin qui sait en profiter, et c'est alors que commence la guérison de quelques-uns de ces malades.

16e *Observation.*—M. B... âgé de quarante ans, d'un tempérament nervoso-sanguin, d'une grande susceptibilité, d'un caractère mélancolique, artisan de sa fortune qui était considérable, était occupé de spéculations et faisait de grands préparatifs pour le sacre de Bonaparte, lorsqu'il reçut une légère contrariété qui blessa son amour-propre. M. B... fut pris de fièvre, qui cessa après quinze jours. Dès le lendemain, délire, agitation et fureur, quatre jours plus tard, le malade menace la vie de sa femme et celle de ses enfans qu'il veut jeter par la croisée; son médecin le conduit dans une maison de santé. Le malade est logé au rez-de-chaussée, dans une chambre où il n'a pas d'autre meuble que son lit; il y est laissé seul, surveillé par des domestiques placés au-dehors. Insomnie, mais calme, sueur abondante. M. B... se contraint le lendemain, *ne voulant point être pris pour fou*, mais le délire reparaît par intervalle. Pendant le paroxisme, loquacité, marche précipitée, quelquefois tristesse. Troisième nuit, sommeil; quatrième jour de l'isolement, le malade demande sa femme et ses enfans, et promet une entière docilité; neuvième jour, il reçoit la visite de sa femme, l'accueille avec transport; rend parfaitement compte des causes de sa maladie et de l'impression vive qui l'a rendu à la santé; il conserve un peu de loquacité sans trace de délire. Il est ramené dans sa famille ce jour-là même. Mais au lieu d'aller à la campagne comme il en était convenu, M. B... exige et obtient de rentrer dans sa maison. A peine y est-il rendu, qu'il s'agite, s'exalte et fait des reproches, déclarant qu'il ne verra plus son médecin qui était un ancien ami. Peu-à-peu il s'apaise, s'informe de ses affaires, s'en occupe comme s'il n'eût jamais été malade. Le lendemain M. B... se rend chez son notaire, lui déclare qu'il veut divorcer parce que sa femme a voulu le faire passer pour fou. Cependant, quoique les entreprises de M.... fussent nombreuses et un peu hasardées, il les dirige avec le plus grand succès sans que personne puisse soupçonner l'état dans lequel il a été, quoiqu'il ait des rapports très multipliés avec des personnes de tous les rangs de la société. Il ne manque pas d'aller tous les huit jours chez son notaire afin de suivre l'œuvre de son divorce. Après trois mois, les grandes entreprises de M. B... ayant atteint heureusement leur terme, il se rend chez son notaire, et lui demande avec un ton animé où en est son divorce. Dès demain, répond celui-ci, les publications légales seront affichées. Notre convalescent sortant comme d'un long rêve, s'écrie : *Ah! malheureux! avez-vous pu croire que je voulais quitter ma femme, ne compreniez-vous pas que j'étais encore fou?* Le notaire se jette dans les bras de son ami. — Je le savais, et n'ai donné aucune suite à votre projet de séparation. Depuis lors, il n'a plus rien manqué à la santé de M. B...

Ce monsieur m'a avoué depuis, que sa translation dans une maison étrangère, avait fait sur lui un profonde impression, qu'il avait passé une nuit affreuse, par la crainte qu'on le crût aliéné; que cette crainte l'avait rendu à la raison, et que s'il en a voulu à sa femme et à son médecin, c'est parce que sa guérison n'était point complète, à l'époque où il fut rendu à sa famille et à ses affaires.

17ᵉ *Observation.* Mademoiselle *** d'une constitution lymphatique, d'un caractère doux, lent, très sensible, âgée de trente ans, est abandonnée par son amant qui la laisse près d'accoucher. Elle devient triste, mélancolique; quelques mois après, elle perd son enfant, on lui vole le prix de son travail et ses économies. Le chagrin parvient à son comble, les menstrues qui coulaient mal, se suppriment. Au mois de septembre 1804 délire maniaque; après dix jours, la malade est envoyée à la Salpétrière. Face très rouge, quelquefois pâle, les yeux sont vifs et brillans; la langue est blanche; les lèvres sont sèches et brunes; la malade ne reconnaît point ses parens, son agitation est extrême: cris, menaces, coups, fureur, constipation depuis plusieurs jours. Conduite dans sa nouvelle habitation, elle ne voit qu'un lit et les quatre murs; étonnée elle regarde autour d'elle. Les filles de service enlèvent ses vêtemens et la laissent stupéfaite de ce qui vient de lui arriver. Le calme de l'étonnement succède à l'agitation, mais la malade ne répond point aux questions qu'on lui adresse, elle repousse les consolations qu'on lui donne. Le lendemain à la visite de M. Pinel, elle écoute l'inspecteur, elle est raisonnable et tranquille. Le troisième jour, elle témoigne la plus grande confiance et exprime sa joie du changement qui s'est opéré en elle: elle est transférée au quartier des convalescentes. Le quatrième jour, sommeil léger, presque point de délire, calme, apparition de menstrues. Le cinquième jour, les menstrues diminuent, des pédiluves les rétablissent, sueur abondante pendant la nuit. Le sixième jour, nulle trace de délire, les jours suivans, sueurs pendant la nuit; sentiment de lassitude, éloignement pour l'exercice. Les menstrues s'établissent abondamment et la malade est rendue à ses parens, à la fin du mois sans autre traitement que quelques bains tièdes et des boissons acidulées. L'impression de se trouver seule dans un lieu inconnu, avait commencé la guérison de cette malade, dès le jour de son admission.

18e *Observation.*—Madame ***, âgée de dix-neuf ans, héréditairement prédisposée aux maladies cérébrales, accouche heureusement et pour la première fois. Huit jours après une légère affection morale (départ de la sage-femme), suspension des lochies. Le délire éclate. On saigne la malade; on appose des sangsues; l'agitation augmente, le délire est général, il s'exaspère par la présence du mari. Après quelques jours, je suis appelé en consultation. Je conseille l'isolement. Une maison avec un jardin est louée aux Champs-Elysées. On y établit la malade qui, chez elle, très agitée, criait sans cesse, se refusait à toute espèce de soins. On avait de la peine à la contenir avec la camisole. Dès le jour de cette translation, madame est plus calme, oppose moins de résistance pour prendre des alimens, elle a quelques instans de sommeil pendant la nuit, le lendemain le délire diminue; madame est plus attentive aux objets qui l'environnent et plus accessible aux conseils qu'on lui donne. Le deuxième jour de l'isolement elle parle quelquefois de son mari et de ses parens, mais elle continue à se promener dans son jardin avec vivacité et même en poussant des cris. Sommeil, déjections alvines provoquées par des lavemens. Huitième jour, la malade demande son mari avec instance. Une visite est permise. Pendant une demi-heure, madame cause avec son mari, très convenablement mais peu-à-peu elle s'agite; son imagination s'exalte, le délire se manifeste; elle devient presque furieuse, ce qui oblige son mari à se retirer. L'isolement est recommencé avec la même vigueur; après douze jours, de nouvelles visites sont permises, et loin de nuire à la malade, elles confirment le retour de la santé parfaite.

Des privations que l'isolement impose, naissent des phénomènes moraux précieux pour la guérison. Tout le monde a ressenti les effets de l'absence, tout le monde a éprouvé le besoin de revoir des objets devenus plus chers, depuis qu'on en est privé. Ce même phénomène s'observe chez les aliénés soumis à l'isolement. La privation des personnes devenues indifférentes ou même odieuses depuis la maladie, réveille les anciennes affections affaiblies, éteintes ou perverties, et substitue ainsi des desirs nouveaux à des préventions et à des aversions enfantées par le délire. L'ennui devient dans l'isolement, une passion active qui réagit utilement sur les pensées et sur les affections des aliénés. Lorsque l'ennui n'est pas trop prolongé, lorsqu'il n'est pas trop profond, il éveille le desir de changer une situation qui déplaît et donne une activité nouvelle et salutaire aux facultés intellectuelles et morales.

19e *Observation.* — Madame ***, âgée de vingt-sept ans, après une couche heureuse éprouve une affection morale vive, et tombe dans la lypémanie, refusant toute sorte de nourriture, repoussant les soins et les consolations que lui prodiguent son mari et sa famille, et répétant sans cesse qu'elle est perdue. Elle maigrit beaucoup et tombe dans une grande faiblesse. Après un mois de soins infructueux, madame *** est isolée, confiée à mes soins. Dans les premiers jours de l'isolement on essaie tous les moyens propres à la consoler et à lui inspirer de la confiance ; leur inutilité décide à laisser la malade seule, livrée à ses réflexions. Alors elle exprime le desir de rentrer dans sa famille... « Lorsque vous ferez comme tout le monde, et que vous vous nourrirez convenablement, vos parens viendront vous voir et vous rameneront chez vous. » Cette phrase est répétée chaque fois que la malade demande ses parens. Après quinze jours, madame sort spontanément de son appartement, et se décide à vivre comme ses commensaux. Lui ayant demandé les motifs de ce brusque changement, voici sa réponse : *Je me suis horriblement ennuyée pendant les derniers quinze jours, n'y tenant plus, je me suis décidée à faire comme tout le monde de la maison. Me tiendra-t-on les promesses qu'on m'a faites, retournerai-je bientôt chez moi, car l'ennui finirait par me tuer?* Il est inutile d'ajouter que la guérison ne se fit pas long-temps attendre.

Les aliénés sont généralement convaincus qu'ils jouissent d'une santé parfaite et que jamais ils ne se sont mieux portés. Cette conviction les détermine à repousser toute espèce de soins et de traitement; ils se refusent obstinément à toute sorte de régime. Quelques-uns d'entre eux, dominés par le besoin de tourmenter leurs parens et leurs amis, font tout ce qui peut leur être nuisible, sans égard pour les prières et les larmes des personnes qui les conjurent de soigner leur santé. Ils prennent les conseils des médecins pour des niaiseries, des mystifications, des outrages et même des persécutions. Quel est le membre de la famille qui osera contrarier les goûts dépravés et nuisibles d'un malade ainsi prévenu? qui osera l'obliger à s'abstenir de tel aliment, de telle boisson, de tels actes propres à exaspérer son délire? lequel de ses parens osera le forcer à prendre un médicament que le malade rejette autant par la conviction que ce médicament est inutile, que par la certitude qu'il lui fera du mal? Ce qu'une mère, une femme, un ami, n'ont pu obtenir, devient facile à des étrangers.

Quelquefois l'aliéné qui est isolé est saisi de crainte, se voyant dans un lieu inconnu, entouré d'étrangers. Si elle ne va pas jusqu'à la terreur, cette crainte produit des effets prompts et salutaires, elle agit à la manière des substances sédatives, elle modère l'excitation nerveuse, elle calme et dispose le malade à mieux sentir les influences nouvelles auxquelles il est soumis, et le rend plus accessible aux conseils qu'on lui donne; quelquefois, et particulièrement dans la lypémanie, les malades soupçonneux, défians, se croient délaissés par leurs parens et par leurs amis; ils se persuadent qu'on les a voués à de mauvais traitemens, à des supplices, à des épreuves, à des expériences. Les soins, les égards, les prévenances, l'assurance d'un avenir heureux, la promesse de recouvrer la liberté, font passer le malade du désespoir à l'espérance et à la confiance. Le contraste entre l'abandon présumé, l'appréhension d'un sort prochainement malheureux et l'empressement affectueux de gens inconnus, provoque une lutte intérieure d'où la raison sort victorieuse.

20e *Observation.*—M..., d'un tempérament sanguin, âgé de cinquante-huit ans, devenu mélancolique à la suite de la révolution, par la perte de sa fortune et de son état, vivait retiré à la campagne. Sa femme le pressait souvent de passer l'hiver à Paris; il s'y était refusé; mais enfin il cède aux instances qu'on lui fait à cet égard, dans l'espoir qu'une vie plus distraite dissipera sa mélancolie. Le contraire a lieu. Paris réveille tous ses anciens souvenirs, ravive son chagrin. Une légère contrariété lui fait perdre la raison. Des évacuations sanguines sont faites, des bains frais sont prescrits; ils sont refusés obstinément. Après avoir épuisé tous les moyens de persuasion on a recours à la contrainte; le malade devient furieux, persuadé que sa famille veut le sacrifier. Dès-lors il tente tous les moyens de se détruire; il essaie de se précipiter par les croisées : on persiste à faire prendre tous les jours un bain frais. Chaque bain provoque une nouvelle contrariété, de nouvelles luttes, de nouvelles violences. M..... est fixé sur son lit; il y reste pendant huit jours, refusant toute nourriture; enfin, il est isolé et confié à mes soins. Les yeux sont caves et hagards; la face est décolorée, offrant des mouvemens convulsifs. Le malade garde le silence le plus obstiné, pousse des soupirs et frissonne d'effroi dès qu'on l'approche. Je l'aborde, je lui parle avec intérêt, je lui exprime le desir de lui être utile, et la promesse de le rendre à la santé et au bonheur. Pendant cette allocution, le malade répète ou plutôt balbutie des mots insignifians, refuse les alimens qu'on lui présente, et va lentement se jeter sur son lit. Un ancien soldat lui est donné pour domestique; ce soldat parle guerre, campagne, service militaire; et, après plusieurs heures de narrations guerrières, auxquelles le malade ne répond point, le domestique hasarde l'offre d'un bouillon, qui est accepté et pris, quoique en tremblant. Dès le troisième jour de l'isolement, je conseille un bain; le malade y consent; mais, en se rendant au bain, tout son extérieur exprime la terreur : on eût dit un criminel marchant au supplice. Après une demi-heure de bain et de conversation affectueuse, M..... paraît moins inquiet, accepte les alimens solides qu'on lui propose, et promet de se laisser soigner. En effet, dès ce jour-là, il prend une boisson légèrement laxative et des bains tièdes prolongés. Le sixième jour, il reçoit la visite de son frère qui promet qu'ils repartiront pour la campagne dès que les forces seront rétablies. La convalescence n'est plus douteuse; le malade recherche la société et les distractions; il se promène volontiers, et après quinze jours, la raison est parfaite. Ce monsieur m'a avoué depuis qu'il se croyait condamné au dernier supplice; que la tristesse de ses parens justifiait ses craintes, lesquelles, après avoir augmenté d'abord, avaient cédé aux soins qu'on lui avait prodigués dans la maison où il avait été placé.

Je n'indiquerai point ici toutes les circonstances qui concourent à prouver que l'isolement est un grand moyen de guérison des aliénés. Je n'avais qu'à démontrer son utilité. Je crois avoir atteint ce but, en rapportant des observations qui constatent cette utilité. J'aurais pu en citer un beaucoup plus grand nombre.

Tout ce qui précède conduit aux conclusions suivantes.

Les aliénés doivent être isolés:

1° Pour leur sûreté, pour celle de leurs familles et pour l'ordre public;

2° Pour soustraire ces malades à l'action des causes extérieures qui ont produit le délire, et qui peuvent l'entretenir;

3° Pour vaincre leur résistance contre les moyens curatifs;

4° Pour les soumettre à un régime approprié à leur état;

5° Pour leur faire reprendre des habitudes intellectuelles et morales.

J'ai donc prouvé deux choses, la nécessité et l'utilité de l'isolement des aliénés.

Ici commencent les objections. S'il ne s'agit que d'un furieux, tout le monde comprend la nécessité de l'isoler, tant pour la sûreté du malade que pour celle de sa famille. L'intelligence du maniaque est tellement bouleversée, ses affections morales sont tellement perverties, qu'à peine s'apercevra-t-il du changement de sa situation. Nous avons vu que cette opinion est vraie dans le plus grand nombre des cas.

Celui qui est dans la démence, dont toutes les facultés sont affaiblies, qui est indifférent à toute impression étrangère, n'aura point à souffrir ni du changement d'habitation, ni de l'absence de ses parens et de ses amis, puisqu'il est sans regret comme sans répugnance.

Mais isolera-t-on l'aliéné qui jouit d'une grande partie de sa raison, qui n'a qu'un délire partiel, et qui conserve presque toute sa sensibilité morale? La contrariété qu'on va lui faire éprouver ne lui fera-t-elle pas perdre la portion d'intelligence qui lui reste? N'y a-t-il point de la barbarie à priver un malade des soins que lui prodigue la tendresse de sa famille? Comment séparer des objets de ses affections un malheureux que le chagrin dévore? Comment éloigner le panophobe de ses parens et de ses amis, qu'il regarde comme ses défenseurs naturels? On prive de la liberté celui qui craint la police, les prisons et les fers, etc.; combien d'autres objections ne pourrait-on point faire encore? L'expérience a répondu, elle a prouvé que les aliénés guérissent rarement au sein de leur famille, que leur guérison est plus prompte et plus assurée lorsqu'ils sont traités hors de chez eux. On craint pour ces malades leur contact avec leur compagnons d'infortune, on redoute les effets de l'imitation, on croit que les idées et les actions des uns réagissent sur les autres et augmentent le délire de ces derniers; on redoute pour ces malades l'effroi qu'éprouvent les personnes bien portantes qui les visitent. L'on oublie que la sensibilité de ces malades est pervertie, et qu'ils ne sentent pas comme les individus jouissant de la plénitude de la santé.

Mais qui oserait assurer que l'isolement n'a jamais été nuisible : je répondrai franchement, oui, l'isolement a nui quelquefois, parce qu'il est de la nature des choses que les meilleures ne soient pas toujours exemptes d'inconvéniens. Que conclure? qu'il ne faut point abuser de l'isolement, qu'il ne faut pas en faire une application trop générale et trop exclusive, qu'il n'appartient qu'au médecin expérimenté de le prescrire.

Tout individu qui a du délire ne doit point être isolé; car à son début, l'aliénation mentale simule souvent le délire aigu et fébrile. Il est facile de s'en laisser imposer à cet égard, et l'erreur n'est point indifférente; elle compromet la santé du malade, elle expose le médecin à des regrets et au blâme. Lorsqu'on est appelé auprès d'un malade qui a du délire, il ne faut point se hâter de prononcer. Il m'est arrivé d'être appelé pour des cas semblables, et de m'être opposé à l'isolement qui paraissait très urgent, à cause de la violence du délire. Cette prudence serait superflue au début d'un second accès de folie, ou au début d'un accès de folie intermittente; elle pourrait être nuisible lorsqu'il y a impulsion au suicide.

Il ne suffit pas que celui auquel on prescrit l'isolement soit aliéné, car tous les aliénés ne doivent point être isolés. Si le délire est partiel ou fugace, s'il porte sur des objets indifférens, s'il n'est point entretenu par une passion violente, si le malade n'a point de répugnance ou d'aversion pour les lieux qu'il habite et pour les personnes avec lesquelles il vit, si son délire est indépendant de ses habitudes domestiques, si dans son intérieur de famille ne se trouvent point les causes d'irritation réelles ou imaginaires, si la fortune, la vie du malade, si la fortune, la vie de sa famille ne sont point compromises, enfin si l'aliéné se prête aux moyens de guérison; dans tous ces cas, l'isolement peut être utile, mais n'est point indispensable. Si l'aliéné, conservant une grande portion d'intelligence, a un grand attachement pour les siens, on peut craindre que l'isolement n'augmente le délire.

L'isolement est indispensable dans la manie. Il faut isoler les monomaniaques dominés par l'orgueil, l'amour, la jalousie.

Il faut isoler les lypémaniaques poursuivis par des craintes et des terreurs imaginaires, tels que les panophobes et les suicides ; ces derniers sont rusés, astucieux, et savent déjouer la surveillance la plus active. L'isolement seul peut rassurer sur la conservation de leur vie, encore faut-il toujours appréhender pour leur existence.

Les personnes qui sont dans la démence n'ont besoin que de surveillance et peuvent rester dans leur famille, à moins que des considérations particulières intéressant des tiers, n'obligent à les isoler ; une femme enceinte et impressionnable courrait peut-être des dangers à vivre constamment avec un individu qui serait dans la démence, quoique très paisible. La présence d'un aliéné dans une famille composée de plusieurs enfans, particulièrement de jeunes demoiselles, pourrait devenir une cause prédisposante aux maladies mentales, et par conséqnent nécessiterait l'isolement.

Les idiots n'ont rien à espérer de l'isolement : si on les renferme ce n'est que pour les préserver des accidens auxquels leur état les expose, pour les soustraire aux railleries du bas peuple, pour empêcher qu'ils ne deviennent des instrumens dont les malfaiteurs se sont servis quelquefois dans leurs tentatives criminelles.

Les aliénés pauvres doivent être généralement isolés, leurs parens étant dépourvus de tout moyen de surveillance et de traitement.

Lorsqu'un aliéné, quel que soit le caractère de son délire, a été traité au sein de sa famille, pendant un temps plus ou moins long, l'intérêt de sa santé veut qu'on essaie de l'isolement, comme de l'un des plus puissans moyens de guérison.

L'époque à laquelle doit cesser l'isolement n'est point facile à déterminer; l'expérience à cet égard a été longue à se prononcer. Que d'individus guéris, au moins en apparence, sont retombés malades pour être rentrés trop tôt dans leurs familles! combien sont restés incurables par suite de la même précipitation! Je puis affirmer que j'ai vu beaucoup moins d'accidens, beaucoup moins de retours du délire, en prolongeant trop l'isolement, qu'en le faisant cesser trop tôt. Il est même des individus qui, après avoir recouvré la plénitude de la raison, appréhendent de rentrer dans leur famille; mais je dois ajouter que le plus grand nombre des convalescens ont le desir contraire.

21e *Observation.* — Mlle C..., âgée de vingt-un ans, douée d'un tempérament sanguin et d'une grande susceptibilité, d'une imagination très ardente, vivant dans les prestiges du monde, était devenue amoureuse dès l'âge de la puberté. Celui qu'elle devait épouser est obligé de partir pour la province; mademoiselle C... devient sombre, triste; elle maigrit, elle a des lypotimies, les règles se suppriment. Après quelques mois d'attente, elle se croit délaissée, devient maniaque, et fait plusieurs tentatives pour se détruire. Ce premier accès ne dure que deux jours; le mois suivant, nouvel accès, la malade se précipite d'un premier étage, fait des efforts pour s'étrangler, essaie de s'asphyxier et refuse enfin toute nourriture. Mademoiselle C... est isolée et confiée à mes soins; elle répond à toutes les instances qu'on lui fait pour prendre des alimens : — *Je ne mangerai pas que je n'aie vu M. L..., la vie m'est odieuse sans lui.* Tout moyen de persuasion ayant été epuisé, on a recours à l'appareil de la force pour lui faire avaler un bouillon : — *On ne l'a pas osé chez moi,* dit-elle avec hauteur, *on ne le tentera pas ici;* plusieurs femmes sont introduites dans l'appartement de mademoiselle C..., et reçoivent devant elle, l'ordre d'employer la force. La malade brave d'abord cette menace ; mais dès qu'elle voit qu'on s'apprête à la nourrir malgré elle, elle consent à prendre ce qu'on lui offre. Dès-lors, elle se prête aux soins et au traitement réclamés par son état. Le délire diminue progressivement, et le cinquième jour, il avait disparu. Mademoiselle C... voit sa mère le quinzième jour de l'isolement; elle sollicite sa liberté. Cette liberté est d'abord refusée; mais quoique j'eusse averti que les menstrues étant point rétablies, on devait craindre de nouveaux accidens, mademoiselle C... rentre dans sa famille, vingt-cinq jours après en être sortie. Arrivée chez elle, elle n'est pas plus tôt assise, qu'elle s'écrie : —*Ces murs, ces meubles, ces arbres me font un mal affreux ; que j'ai mal fait de revenir!* Cependant il n'y avait point de délire; mais le troisième jour, il avait reparu ; le douzième, il fallut isoler la malade. L'isolement ramena promptement la raison ; la convalescence se prolonge jusqu'au rétablissement des règles ; cette fois la guérison est durable, et la santé ne s'est plus altérée malgré une longue suite de revers de cœur et de fortune.

22 *Observation.*—Un militaire profondément lypémaniaque éprouvait les bons effets de l'isolement, lorsqu'après dix-sept jours de bonne santé, sa femme desire le ramener chez lui, espérant par les distractions confirmer sa bonne santé ; chacun accueille avec empressement notre convalescent, qui paraît très bien portant à ses camarades, tout le monde lui fait fête et l'invite pour célébrer son rétablissement ; le régime est négligé : les militaires boivent volontiers, celui-ci ne se ménage point, et dès le lendemain, dans la soirée, il fait craindre à sa femme le retour des premiers accidens. Le jour suivant, ce militaire réclame lui-même l'isolement, et passe huit jours dans un délire maniaque.

Ne faut-il point accorder à toutes les maladies un temps plus ou moins long, pour la convalescence? On ne craint pas de jeter trop vite un aliéné convalescent au travers de toutes sortes d'imprudences, d'écarts de régime, d'impressions fâcheuses, avant que le système nerveux se soit entièrement raffermi. Pour celui qui connaît la puissance de l'association des idées avec les objets extérieurs, il n'est pas difficile de s'expliquer les dangers que courent les aliénés en reprenant trop vite leurs anciennes habitudes. Les premières visites que reçoivent tous les aliénés, soit de leurs parens, soit de leurs amis, font toujours sur eux une impression très vive et quelquefois funeste.

De même que l'isolemen' ne convient pas à tous les aliénés, tous ces malades ne doivent pas être soumis au même mode d'isolement: de même que, comme dans la thérapeutique générale, le praticien doit varier la forme des médicamens suivant les individus et la période de la maladie.

On isole un aliéné d'une manière incomplète, en le laissant dans son habitation et se contentant d'écarter sa famille, ses amis, ses serviteurs.

On isole un aliéné, en l'établissant seul, dans une maison étrangère, et en le faisant servir par des personnes qu'il ne connaît pas.

L'isolement auquel on a recours le plus généralement, parce qu'il est plus à portée de toutes les fortunes, consiste à placer le malade dans une maison consacrée au traitement des maladies mentales.

Enfin, le voyage avec des parens ou des amis, ou mieux encore avec des étrangers est encore un mode d'isolement qui a eu du succès dans quelques cas de folie, particulièrement dans la monomanie et la lypémanie.

Je prolonge l'isolement des convalescens, en les faisant voyager, et c'est le meilleur moyen, pour raffermir leur guérison. Le voyage est une excellente transition entre la privation de la liberté et le retour à son usage complet, entre la privation de la société et la rentrée dans le monde. Ce n'est point ici le lieu de discuter quel est le meilleur mode d'isolement, il me suffit de l'avoir indiqué. L'expérience et le raisonnement nous ont prouvé la nécessité de l'isolement, et l'utilité de ce moyen de guérison, lorsqu'il est appliqué avec prudence et discernement.

L'isolement ayant pour premier effet la privation de la liberté, l'autorité ne doit-elle pas intervenir dans un acte aussi important? oui, sans doute, mais conclure de là que tout aliéné doit être interdit, ce serait une erreur. L'interdiction des aliénés, exigée avant leur isolement, serait bien plus funeste à ces malades, que les mesures discrétionnaires et administratives auxquelles ils sont soumis aujourd'hui.

M. Dubois, alors préfet de police, prit, en 1803 ou en 1804, un arrêté qui exigeait que tout aliéné fût interdit, avant d'être admis dans une hospice ou dans une maison de santé. J'adressai à ce magistrat un mémoire dans lequel j'exposais les graves inconvéniens de cette mesure qui au reste ne fut point exécutée. Voici les motifs que je fis valoir.

1° Il n'est pas toujours facile de prononcer, au début de la folie, si le délire est fébrile ou chronique; on s'expose par une interdiction précipitée à isoler un individu qui n'aura eu qu'un délire fébrile.

2° L'isolement des aliénés est souvent d'une nécessité prompte et absolue, aussitôt que la fureur éclate, soit pour la conservation du malade, soit pour la sûreté de sa famille et de la tranquillité publique, et cette nécessité est plus urgente encore pour les individus qui appartiennent aux classes de la société, peu fortunées ou pauvres.

3° Des faits nombreux démontrent que l'isolement seul a guéri des aliénés. Ces malades guérissent quelquefois dès qu'ils sont isolés. Les privera-t-on de ce moyen de guérison, qui est d'autant plus utile qu'il est employé plus promptement? Perdra-t-on un temps précieux, pour remplir les formalités de l'interdiction qui entraîne toujours des longueurs inévitables.

4° Dans les folies intermittentes, l'interdiction sera-t-elle prononcée pour chaque accès ; et l'interdit sera-t-il obligé chaque fois, de venir devant les tribunaux pour déclarer qu'il a recouvré la raison et pour redemander sa liberté?

5° Obligera-t-on une mère, un père, un mari à faire interdire leur fille, leur femme, tandis qu'il est de leur intérêt de cacher l'existence de la maladie dont elles sont atteintes? Un mariage, une association, une entreprise commerciale sont suspendus par un accès de délire passager, ils seraient rompus par l'interdiction, si elle était nécessaire, avant de pouvoir faire traiter les malades. Un lypémaniaque est paisible, incapable de troubler l'ordre, mais son état est affreux, sa présence dans sa famille peut nuire à ses enfans ou à d'autres parens. Ne pourrait-on l'isoler sans l'interdire?

6° Il est des aliénés tellement raisonnables qu'il faut vivre avec eux et les suivre dans tous les instans de leur vie, pour prononcer qu'ils sont atteints de folie. Quelques-uns d'entre eux savent si bien dissimuler leur état, si bien justifier leurs actions, qu'il devient extrêmement difficile aux juges de constater si ces malades sont ou ne sont pas aliénés. L'interdiction peut être ajournée d'une manière indéfinie, et cependant l'administration des moyens curatifs est ajournée, la maladie s'aggrave et le malade peut se livrer aux actions les plus fâcheuses, et souvent même dangereuses pour lui et pour les autres. (*Voy.* les 1re et 23e Obs.)

7° Les discussions du conseil d'état sur le Code civil démontrent que le législateur a voulu que le secret des familles fût respecté; qu'il a craint d'ajouter au chagrin causé par la plus affreuse des maladies, la douleur de la rendre publique. A ne consulter que la lettre des articles 489 et 490 du Code, il faut conclure que la seule mesure à prendre contre les individus atteints d'imbécillité, de démence ou de fureur, est l'interdiction, et que ce n'est que lorsque l'interdiction est prononcée, qu'il est permis de prendre légalement des mesures pour assurer l'administration des soins réclamés par la maladie; et cependant ces mêmes art. 490 et 491 ne donnent le droit de provoquer l'interdiction qu'aux parens de l'aliéné, et au ministère public, à défaut d'époux ou de parens connus; ainsi, jusqu'à l'interdiction, nul n'a le droit de séquestrer l'aliéné. Mais parce qu'un fils a reculé devant la pensée de faire interdire son père, parce qu'une femme a craint de provoquer l'interdiction de son mari, seront-ils empêchés, l'un et l'autre, de faire traiter un malade qui leur est cher, puisqu'ils ne peuvent l'isoler.

8° L'on a généralement une grande répugnance pour l'interdiction: si cette formalité est indispensable avant de pouvoir isoler un aliéné, il est à craindre que les familles n'écartent ou du moins n'ajournent le traitement de ces malades, si l'on ne peut l'obtenir qu'au prix de l'interdiction. Qui n'a été le témoin des inquiétudes d'une famille, des précautions minutieuses qu'elle prend pour cacher la folie d'un de ses membres; du mystère avec lequel le médecin, sous un nom supposé, est introduit dans la maison et auprès du malade.

Cependant il faut des garanties légales pour qu'on n'abuse point de l'état des aliénés; des faits prouvent qu'on a renfermé les individus sains d'esprit, sous le prétexte qu'ils étaient fous. Ces faits sont-ils nombreux? et pour prévenir un pareil abus, n'y a-t-il que l'interdiction qui peut être, comme nous l'avons prouvé, un obstacle à la guérison et qui blesse la susceptibilité des familles?

J'ai déjà dit que ces considérations avaient fait suspendre l'exécution de l'arrêté pris par M. le préfet; mais il reste toujours à réclamer une loi qui règle les mesures de l'isolement, qui rende légaux les actes intermédiaires entre l'invasion de la folie et l'interdiction; cette loi sera protectrice de la santé des aliénés, comme la loi sur l'interdiction est conservatrice de leur fortune.

J'ai eu souvent occasion de causer sur ce sujet avec

plusieurs magistrats célèbres, tous ont senti l'urgence d'une pareille loi ; mais tous ont reculé devant les difficultés que sa rédaction présente, craignant les dangers de compromettre la guérison des aliénés, et de blesser la susceptibilité des familles.

La confusion qui règne dans les mesures pour obtenir l'isolement des aliénés, dans les précautions prises pour prévenir les détentions illégales, pour empêcher les abus qu'on peut commettre, sous prétexte de folie, les mauvais traitemens auxquels peuvent être exposés les aliénés, font desirer que la législation s'occupe enfin de cet objet; elle s'est occupée si souvent du sort des prisonniers, négligera-t-elle toujours ces malheureux, affligés de la plus déplorable des infirmités? (1)

Cette loi est d'autant plus desirable, en France, que les mesures varient suivant les localités.

Dans beaucoup de départemens il suffit de traiter avec l'administration des hospices, pour obtenir l'admission d'un aliéné dans l'hospice, dans la maison ou asile spécial destinés à ces malades. Dans quelques localités, l'autorisation du maire est nécessaire parce que l'établissement est communal ; ailleurs il faut la signature du préfet, parce que l'établissement appartient au département; enfin dans un petit nombre de départemens, l'aliéné doit être interdit avant son admission. Cette dernière disposition est très fâcheuse, comme je l'ai déjà prouvé. Voici un exemple à l'appui de ce que j'ai dit plus haut sur ce sujet.

(1) *V.* Mémoire sur l'état des aliénés, en France, 1817.

23ᵉ *Observation.* — M.*** âgé de trente-sept ans, d'un tempérament nerveux, ancien élève de l'école Polytechnique, très adonné à l'étude, après un travail extraordinaire fait, à la campagne, pendant les grandes chaleurs de l'été, est pris de manie. Le malade est aussitôt transporté à 30 lieues de son domicile et conduit à la maison des insensés de Bordeaux, où il ne peut être reçu faute d'interdiction; il est ramené à 60 lieues vers le midi, d'où on le conduit à Paris, par une température sèche et très élevée. Trois semaines avaient été perdues en courses dangereuses, et le malade, en arrivant à Paris, présentait des signes de paralysie qui compliquaient la manie. Il est certain que si ce malade eût pu être traité à son arrivée à Bordeaux, la marche de la maladie eût été enrayée et qu'elle ne se fût pas compliquée du symptôme le plus funeste.

A Paris, les conditions d'admission des aliénés dans les maisons qui leur sont destinées, sont variables. L'on est admis à la maison royale de Charenton, sur la réquisition du maire du domicile du malade. Les aliénés entrent dans les hospices de Bicêtre et de la Salpêtrière, munis, comme pour toutes les autres maladies, d'un bulletin délivré par le bureau central d'admission des hospices. Ce bulletin est exigé, soit que l'admission ait été réclamée par les parens, soit que la police l'ait provoquée (le préfet de police, en vertu d'une ancienne loi sur le maintien de la tranquillité et de l'ordre public, recueille dans les rues les aliénés errans ou perturbateurs). Des aliénés sont encore reçus d'urgence dans ces mêmes établissemens, et l'on régularise leur admission aussitôt. Il en est de même pour l'admission de ces malades dans les maisons de santé; mais cette admission est régularisée par la visite de deux médecins, assistés d'un commissaire de police, qui constate l'état mental de l'individu, récemment admis. Tous les mois un relevé des admissions, dans les divers établissemens publics ou particuliers, est envoyé à M. le procureur général, qui peut ordonner une enquête lorsque, d'après les renseignemens qu'il a reçus, il peut soupçonner quelques violations de la liberté individuelle. Dans tous les cas chaque malade doit être pourvu d'un certificat de médecin, qui constate le désordre de la raison et la nécessité de l'isolement.

Dans presque toute l'Europe, il suffit de traiter avec les chefs de l'établissement ou de l'hôpital dans lequel on veut conduire l'aliéné, pour obtenir son admission. Dans la plupart des villes de l'Allemagne, on exige que le certificat qui constate le dérangement mental, soit délivré par le médecin (physicien) payé par la ville. En Angleterre, il suffit du certificat de deux médecins, chirurgiens ou pharmaciens, qui constate l'état de folie et la nécessité de l'isolement, pour *confiner* un aliéné. Les comités de paroisse ordonnent aussi le confinement d'un aliéné pauvre, dont la paroisse paie la dépense. Le lord chancelier qui, sous l'autorité du roi, est tuteur né des aliénés, en Angleterre, ordonne aussi le confinement de ces malades, et nomme des commissions pour l'administration de leur fortune. Un bill a créé, pour Londres et le pays de Galles, une

6

commission composée de cinq médecins, membres du collége de médecine à Londres; cette commission est chargée de la surveillance immédiate de tout ce qui est relatif à la santé et à la liberté des aliénés; elle a des séances régulières et rend compte de ses travaux au lord chancelier. Le lord chancelier d'Ecosse exerce les mêmes droits sur les aliénés de ce royaume.

Si, malgré ses difficultés, une loi sur l'isolement des aliénés est jugée nécessaire, cette loi doit avoir pour but la santé et la liberté des malades, puisque déjà il existe des lois protectrices de leur fortune et préventives contre le désordre public qu'ils peuvent commettre. Cette loi, pour ne pas nuire à la guérison des aliénés, devrait laisser aux familles, la plus grande indépendance, dans la crainte de blesser le secret domestique, d'alarmer la tendresse des parens et même leur préjugés. Elle aurait à consacrer et à généraliser, pour tout le royaume, les mesures d'isolement les plus simples et déjà en usage dans plusieurs départemens. Ainsi nul individu affecté de maladie mentale ne pourrait être isolé, renfermé, que sur un certificat signé de deux médecins qui constateraient la nécessité de l'isolement. Dans chaque département, les membres du conseil de salubrité visiteraient de temps en temps les aliénés, pendant la durée de leur séquestration, jusqu'à ce que l'interdiction, jugée indispensable, fût prononcée. Les médecins visiteurs feraient un rapport de leur visite au président du tribunal de première instance. Plusieurs motifs nous font indiquer ce magistrat; 1° parce qu'il existe des tribunaux de première instance dans chaque département ; 2° parce que les présidens de ces tribunaux sont des magistrats inamovibles et par conséquent plus indépendans ; 3° parce que déjà les lois ont confié à ces magistrats, tout ce qui est relatif à la correction paternelle, fonction qui ne laisse pas que d'avoir quelque analogie avec celle qui les rendrait surveillans légaux de l'exécution de la loi sur l'isolement.

FIN.

www.ingramcontent.com/pod-product-compliance
Lightning Source LLC
LaVergne TN
LVHW021521140926
848035LV00047B/1144